Medical Pocket Book Series
メディカル・ポケットブック シリーズ

コメディカルのための筋《きん》・骨格《こっかく》・関節《かんせつ》・靭帯《じんたい》ポケットアトラス

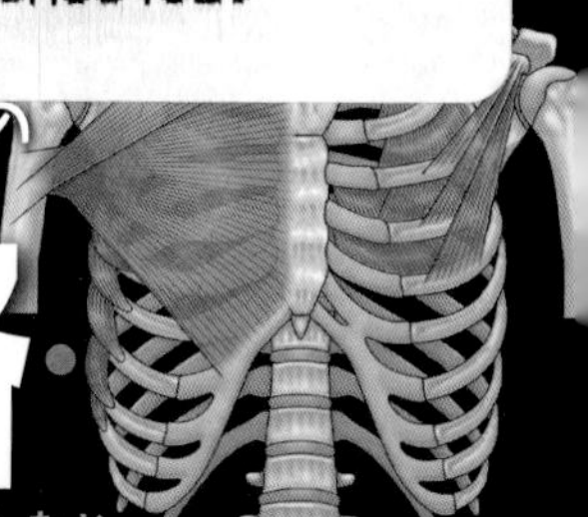

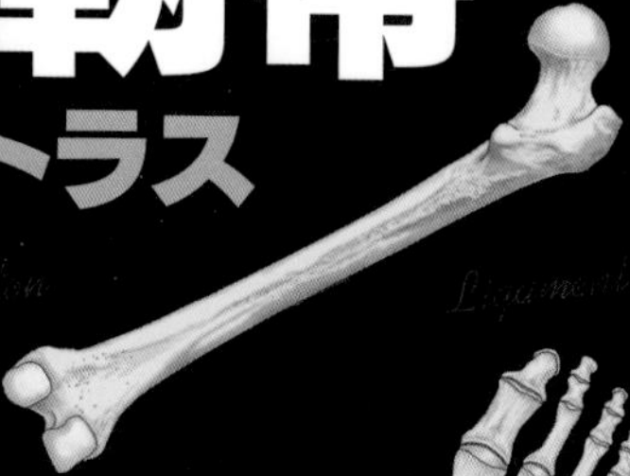

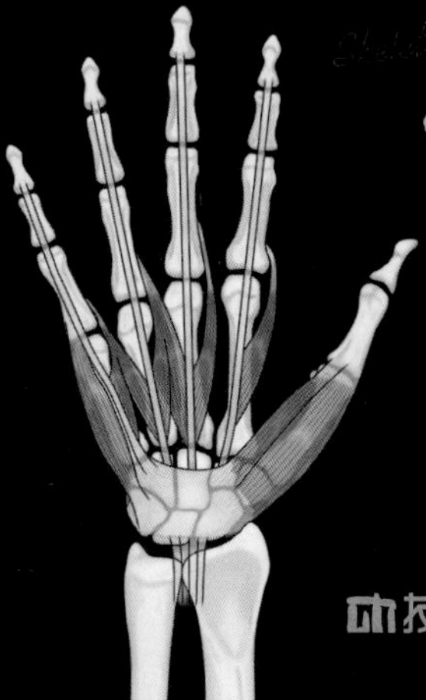

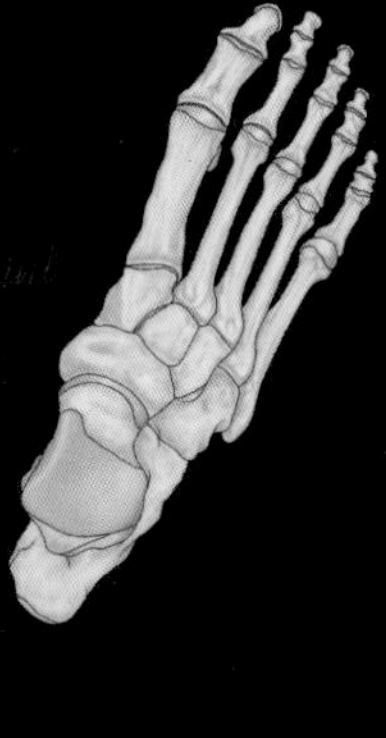

技術評論社

はじめに

近年、医療の飛躍的な進歩にともない医療ロボット、人工臓器などが導入され多くの職種が関わりをもつ医療体制が構築されつつあります。これにともない、大学などの高等教育機関において医療に関わる学部・学科が増加し、多数の学生さんが医療の基礎となる知識を習得する必要性に迫られています。解剖学はこれらの学生さんにとって就学当初に学ぶ医学の基礎知識なのですが、昔から最もとっつきにくい教科の1つとなっています。

その理由は人体の構造を理解するために膨大な名称や難しい用語を覚える必要があるからです。現在出版されている教科書、アトラスは医学生を対象とした情報量の多い高価なものが主流となっています。このため多くの学生さんは分厚く、難解な教科書やアトラスに対峙しなければなりません。これはなかなか大変な作業となります。

このような現状に対処するために、本書は、医学部以外の医療系学生さんの勉学がはかどるように「きれいなイラスト」、「情報の集約」、「携帯性が高い」、「手頃な価格」なものとしています。まず、第1弾として「運動器」の内容に絞った書籍を作成いたしました。これは著者が現在、OTPT養成校で教鞭をとっており学生さんの「わかりやすい教科書を」という要望を受けたものによります。今後は、「神経系」、「内臓学」と進めていく所存です。

本書の刊行にともないご尽力いただきましたイラストレーターのまついつかさ氏と小堀文彦氏、および技術評論社の皆様に深謝申し上げます。

2020年2月　飯島治之、飯島美樹

コメディカルのための筋・骨格・関節・靭帯ポケットアトラス

目次

はじめに……2

この本の見方……10

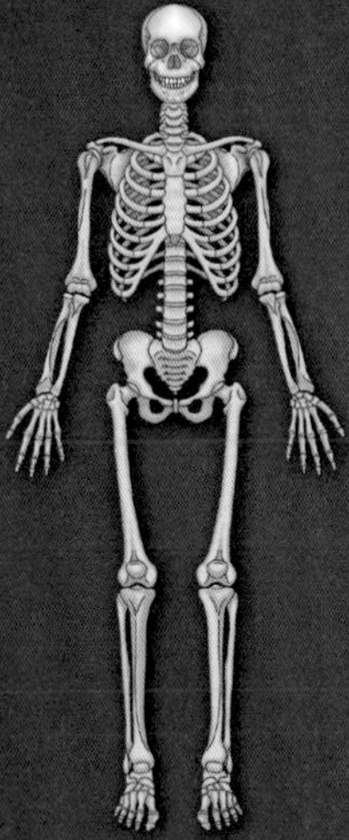

第1章

骨格……13

全身の骨格（前面）……14

全身の骨格（背面）……16

頭蓋（前面）……18

頭蓋（側面）……20

頭蓋（後面）……22

内頭蓋底……24

外頭蓋底……26

脳頭蓋の名称①……28

脳頭蓋の名称②……29

顔面骨の名称……30

頭蓋底（起始・停止）……31

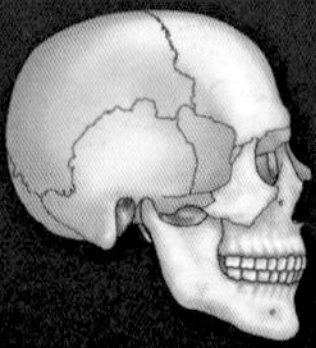

脊柱・椎骨……32

頸椎……34

胸椎・腰椎……36

仙骨・尾骨……38

胸郭・胸骨……40

肋骨……42

肩甲骨……44

鎖骨……46

肩甲骨（起始・停止）……48

鎖骨（起始・停止）……49

上腕骨……50
前腕骨……52
上腕骨（起始・停止）……54
前腕骨（起始・停止）……55

手の骨……56
手の骨（起始・停止）①……58
手の骨（起始・停止）②……59

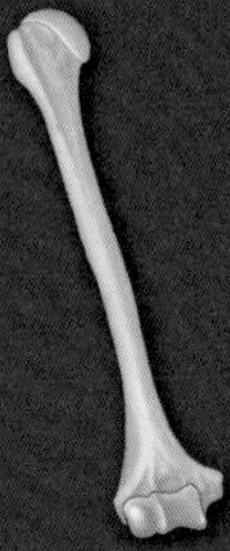

寛骨（内側面）……60
寛骨（外側面）……62
寛骨（起始・停止）①……64
寛骨（起始・停止）②……65

大腿骨……66
脛骨・腓骨・膝蓋骨……68
大腿骨（起始・停止）……70
脛骨・腓骨（起始・停止）……71

足根骨……72
足の骨……74
足の骨（起始・停止）①……76
足の骨（起始・停止）②……77

骨盤……78

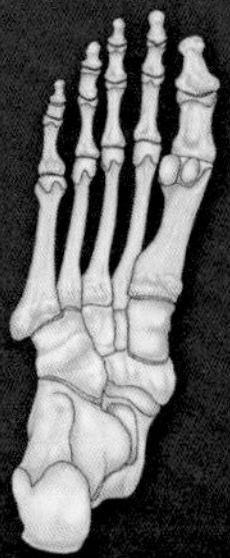

第2章

筋肉……81

体幹の筋（胸部）①……82
体幹の筋（胸部）②……84

体幹の筋（腹部）①……86
体幹の筋（腹部）②……88

体幹の筋（背部）①……90
体幹の筋（背部）②……92
体幹の筋（背部）③……94
体幹の筋（背部）④……96
体幹の筋（背部）⑤……98

体幹の筋（後頭部）……100

上肢の筋（上肢帯①・上腕屈側①）……102
上肢の筋（上腕屈側②）……104
上肢の筋（上肢帯②・上腕伸側①）……106
上肢の筋（上肢帯③・上腕伸側②）……108

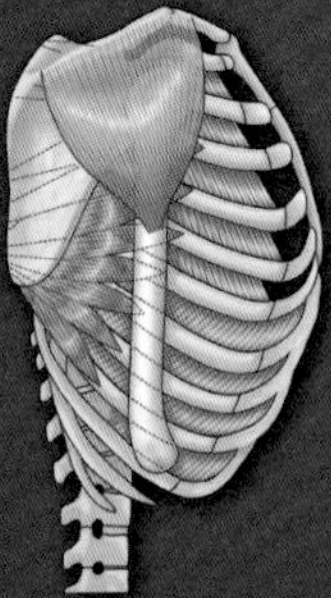

上肢の筋（前腕屈側）①……110
上肢の筋（前腕屈側）②……112
上肢の筋（前腕屈側）③……114

上肢の筋（前腕伸側）①……116
上肢の筋（前腕伸側）②……118
上肢の筋（前腕伸側）③……120
上肢の筋（前腕伸側）④……122

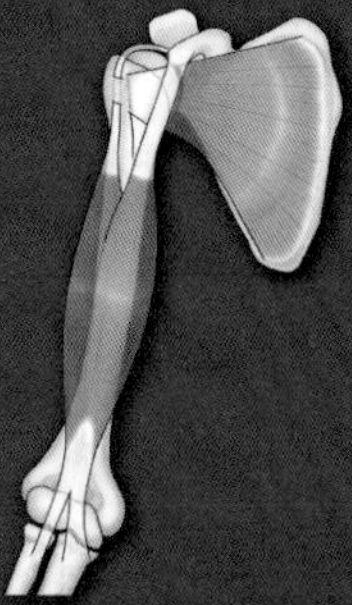

上肢の筋（手）①……124
上肢の筋（手）②……126
上肢の筋（手）③……128
上肢の筋（手）④……130

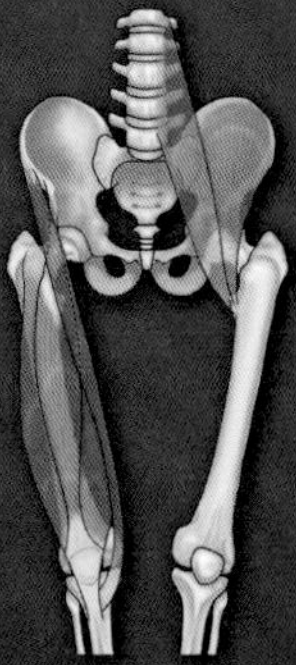

下肢の筋（下肢帯①・大腿伸側）……132
下肢の筋（下肢帯）②……134
下肢の筋（下肢帯）③……136
下肢の筋（下肢帯）④……138
下肢の筋（大腿屈側）……140
下肢の筋（大腿内側）……142

下肢の筋（下腿伸側）……144
下肢の筋（下腿外側）……146
下肢の筋（下腿屈側）①……148
下肢の筋（下腿屈側）②……150

下肢の筋（足）①……152
下肢の筋（足）②……154
下肢の筋（足）③……156
下肢の筋（足）④……158
下肢の筋（足）⑤……160

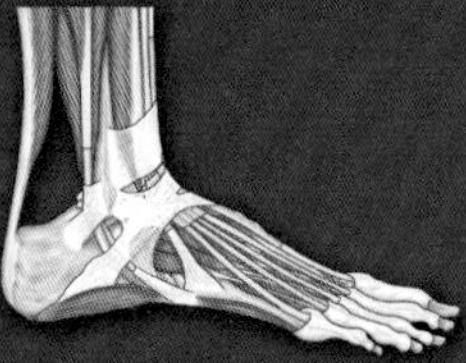

頭部の筋（表情筋）……162
頭部の筋（咀嚼筋）①……164
頭部の筋（咀嚼筋）②……166

頸部の筋（前頸筋・舌骨筋①）……168
頸部の筋（舌骨筋）②……170
頸部の筋（舌骨筋）③……172
頸部の筋（咽頭筋）……174
頸部の筋（側頸筋・椎前筋）……176
喉頭筋……178

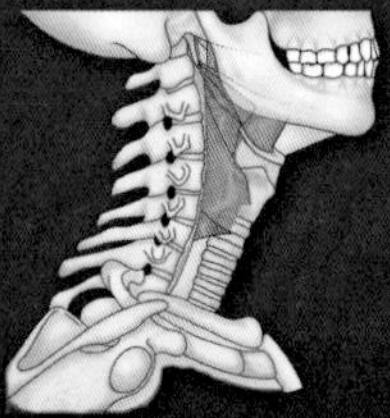

骨盤底筋……180
眼の筋（外眼筋）……182
口腔周囲の筋……184

第3章

関節・靭帯……187

肩関節……188
肩関節の靭帯……190
肘の関節と靭帯……192

手の関節……194
手の靭帯（手掌）……196
手の靭帯（手背）……198

股関節まわりの靭帯……200

膝関節の靭帯①……202
膝関節の靭帯②……204

足の関節……206
足の靭帯（内側）……208
足の靭帯（外側）……210

索引（日本語索引）……212
索引（英語索引）……220

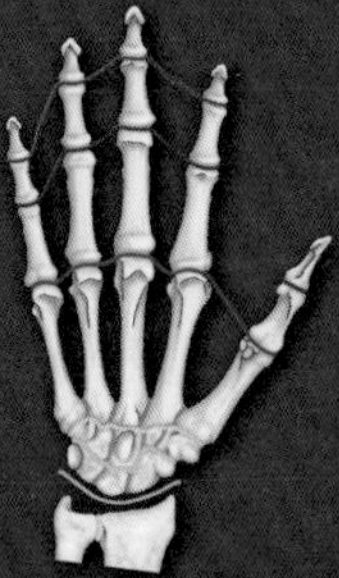

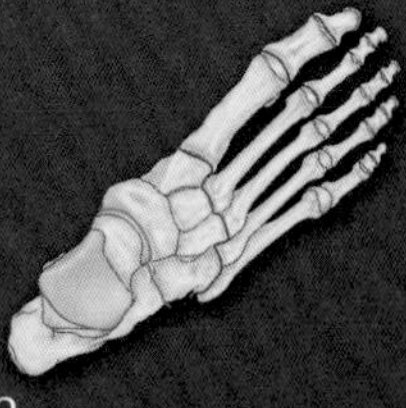

※本書の執筆分担は以下のとおりです。
◆飯島治之……骨盤、骨盤底筋以外の項目
◆飯島美樹……骨盤（p.78）および骨盤底筋（p.180）

この本の見方

コメディカルの皆さんにとって解剖学の知識は必須なもの。しかし、覚えることが多岐にわたるため、頻繁に使わない知識は記憶の底に沈みがち。「この部位の名称って何だっけ?」「ここの機能はどんなだったかな?」そう感じたらすぐに確認できるよう、“知識の呼び戻し”に特化した内容になっています。

★ タイトル
解説する部分の名称や総称です。

★ 筋走行イラスト
筋肉パートでは、筋肉の走行を示す付箋を貼っています。

★ メインイラスト
この項目において必要な部分にしぼってイラスト化しました。重要な部位、記憶に留めておいてほしい部位の位置も示してあります。

★ カラーインデックス
各章にテーマカラーを設定し、その色をインデックスとして配置しています。

- 第1章 骨格
- 第2章 筋肉
- 第3章 関節・靱帯

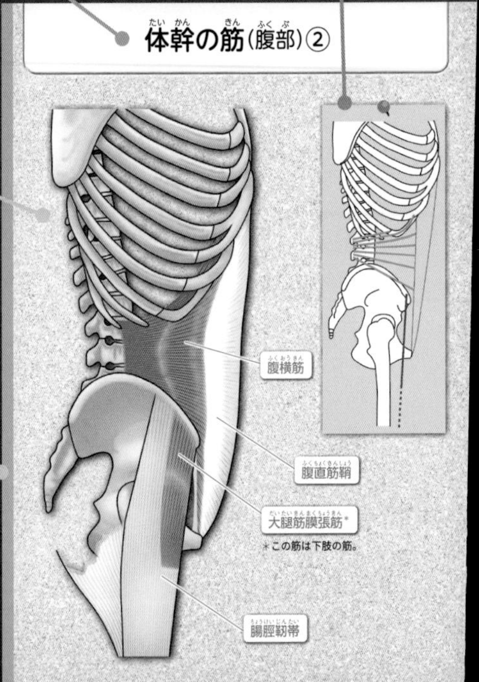

★ 部位解説

部位の解説は、覚えてほしい内容を厳選してコンパクトにしてあります。部位の名称にはルビもふりました。

★ 英語名

部位の英語名を示しました。表現方法が複数あるものについては、代表的なものを挙げてあります。

腹横筋《ふくおうきん》【transverse abdominal muscle】

腹壁の最深層にある筋。

起始 ：下位肋骨、胸腰筋膜 ➡P90、腸骨稜 ➡P62

停止 ：腹直筋鞘深葉

神経 ：肋間神経、腸骨下腹神経、腸骨鼡径神経（T9–L2）

作用 ：腹圧をかける、呼気補助

大腿筋膜張筋《だいたいきんまくちょうきん》【tensor fasciae latae muscle】

大腿上部の外側にある。

起始 ：上前腸骨棘 ➡P60、腸骨稜前部 ➡P62

停止 ：腸脛靭帯（脛骨頭外側）

神経 ：上殿神経（L4–S1）

作用 ：股関節 ➡P200 の外転・屈曲、体幹の側屈（停止の固定）

腸脛靭帯《ちょうけいじんたい》【iliotibial tract】

大腿外側を縦に走行する厚い筋膜。腸骨稜 ➡P62 前部に始まり、腓骨外側顆 ➡P68 に終わる。下部は大腿筋膜と合流する。

腹直筋鞘《ふくちょくきんしょう》【vagina musculi recti abdominis】

腹直筋 ➡P86 を包む腱膜。腹直筋の前後を覆い、正中線あたりで左右の腱膜が癒合し、白線 ➡P86 を形成する。

腹直筋鞘《ふくちょくきんしょう》の断面図《だんめんず》

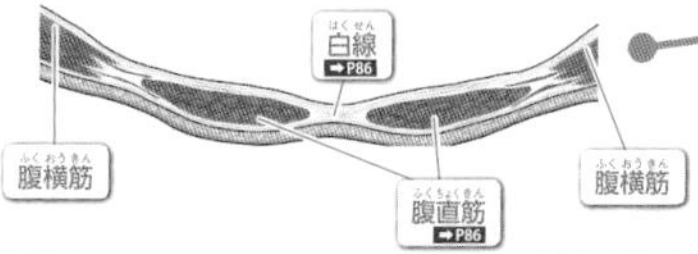

89

★ 表記、記号について

▶ 参照ページ

別のページで解説・図解している用語には、参照ページをつけました。例えば ➡P81 の場合は、81ページに詳しい内容がのっています。

▶ 重要な用語

重要と思われる用語は、**太字**で表示しました。

★ サブイラスト

メインイラストでは描ききれなかった部分をイラスト化。重要部位の位置も示してあります。

MEMO

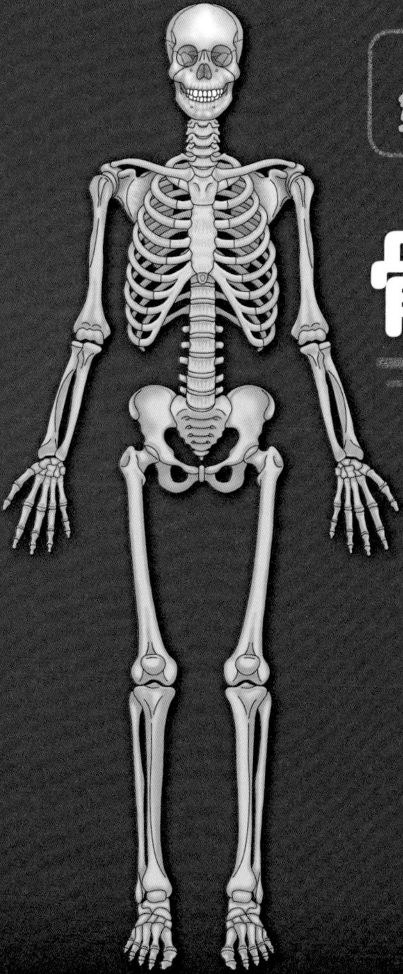

第1章

骨格

Bone

全身《ぜんしん》の骨格《こっかく》(前面《ぜんめん》)【human skeleton】

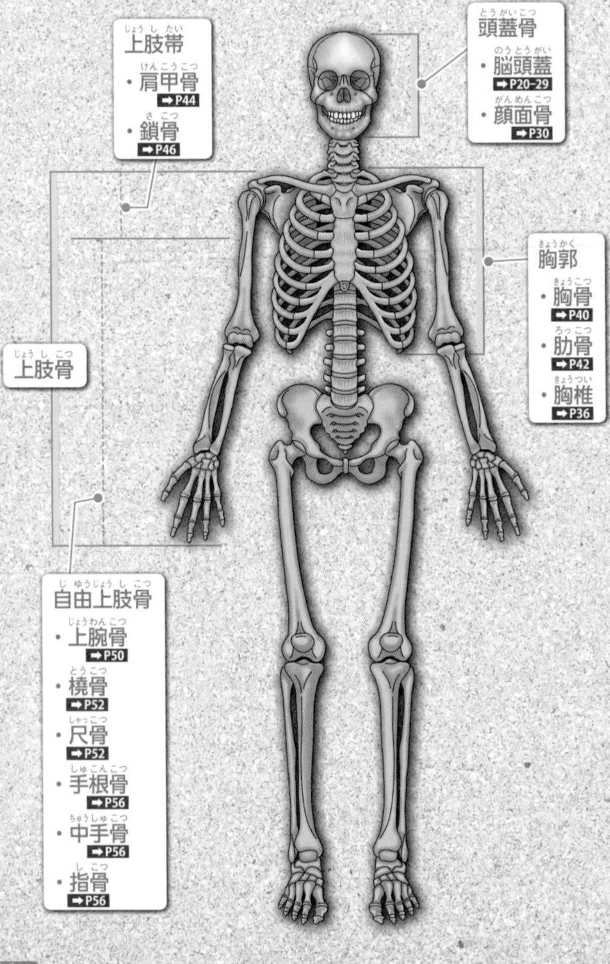

頭蓋骨《とうがいこつ》

脳頭蓋《のうとうがい》：6種8個

前頭骨、頭頂骨、側頭骨、後頭骨、蝶形骨、篩骨

顔面骨《がんめんこつ》：9種15個

上顎骨、下顎骨、頬骨、鼻骨、涙骨、口蓋骨、鋤骨、下鼻甲介、舌骨

胸郭《きょうかく》

胸骨《きょうこつ》：1個

肋骨《ろっこつ》：12対

胸椎《きょうつい》：12個

上肢骨《じょうしこつ》

上肢帯《じょうしたい》

肩甲骨《けんこうこつ》：左右1対

鎖骨《さこつ》：左右1対

自由上肢骨《じゆうじょうしこつ》

上腕骨《じょうわんこつ》：左右1対

橈骨《とうこつ》：左右1対

尺骨《しゃっこつ》：左右1対

手根骨《しゅこんこつ》：片側8個

近位：舟状骨、月状骨、三角骨、豆状骨

遠位：大菱形骨、小菱形骨、有頭骨、有鈎骨

中手骨《ちゅうしゅこつ》：5個

指骨《しこつ》

基節骨、中節骨、末節骨

全《ぜん》身《しん》の骨《こっ》格《かく》（背《はい》面《めん》）【human skeleton】

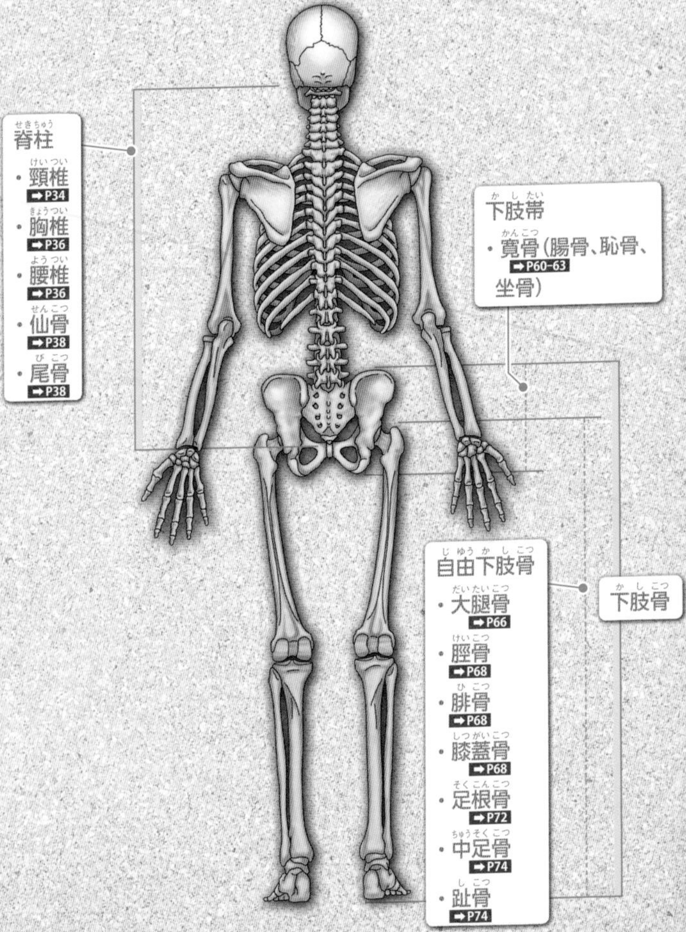

● 脊柱《せきちゅう》

頸椎《けいつい》：7個

胸椎《きょうつい》：12個

腰椎《ようつい》：5個

仙骨《せんこつ》：1個

尾骨《びこつ》：2～3個

● 下肢骨《かしこつ》

下肢帯《かしたい》

寛骨《かんこつ》(腸骨、恥骨、坐骨)

自由下肢骨《じゆうかしこつ》

大腿骨《だいたいこつ》：左右1対

脛骨《けいこつ》：左右1対

腓骨《ひこつ》：左右1対

膝蓋骨《しつがいこつ》：左右1対

足根骨《そくこんこつ》：片側7個

距骨、踵骨、舟状骨、立方骨、楔状骨(3個)

中足骨《ちゅうそくこつ》：5個

趾骨《しこつ》

基節骨、中節骨、末節骨

頭蓋《とうがい》（前面《ぜんめん》）【skull】

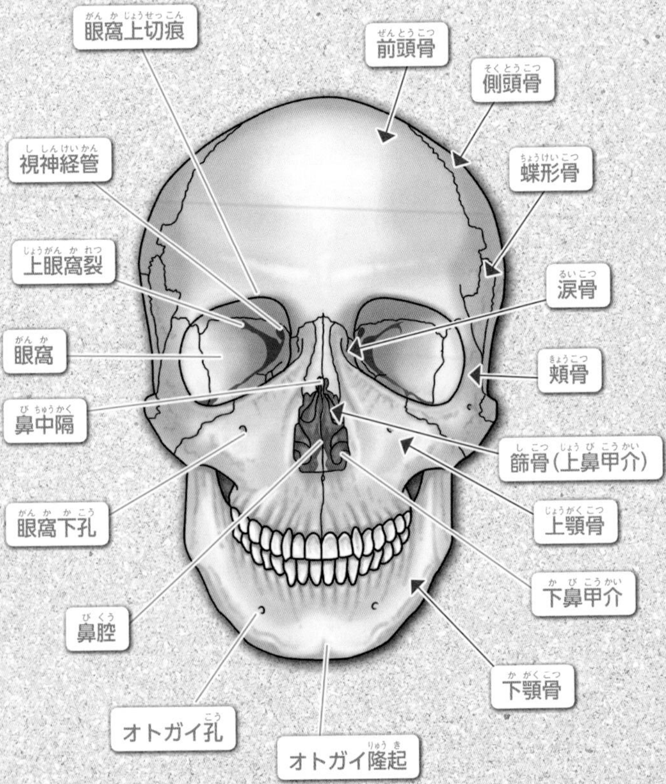

- **眼窩《がんか》**　**前頭骨**、**頬骨**、**蝶形骨**、**篩骨**、**上顎骨**、**涙骨**、**口蓋骨**で構成され、眼球を収める。

- **上眼窩裂《じょうがんかれつ》**　眼窩後壁上部にあり、**眼神経**、**動眼神経**、**滑車神経**、**外転神経**、**上眼静脈**が通る。

- **下眼窩裂《かがんかれつ》**　眼窩後壁下部にあり、**眼窩下神経**、**頬骨神経**が通る。

➡P26

- **視神経管《ししんけいかん》**　眼窩後壁にあり、**視神経**と**眼動脈**が通る。

- **鼻腔《びくう》**　**鼻骨**、**上顎骨**、**篩骨**、**鋤骨**、**口蓋骨**、**下鼻甲介**で構成される。

- **眼窩上孔《がんかじょうこう》（切痕）**　眼窩上縁にある小さな孔で、眼神経の枝の**眼窩上神経**が通る。

- **眼窩下孔《がんかかこう》**　眼窩の下部にある小さな孔で、上顎神経の枝の**眼窩下神経**が通る。

- **鼻中隔《びちゅうかく》**　鼻腔を左右に二分する構造で、**篩骨**（垂直板）と**鋤骨**で構成される。

- **鼻甲介《びこうかい》**　鼻腔内にある翼状の構造で、鼻道を形成。上、中、下鼻甲介が存在するが、上鼻甲介と中鼻甲介は篩骨の一部で、**下鼻甲介**は独立した骨である。

- **オトガイ隆起《りゅうき》**　下顎体前端にある小さな隆起。

頭蓋《とうがい》(側面《そくめん》)【skull】

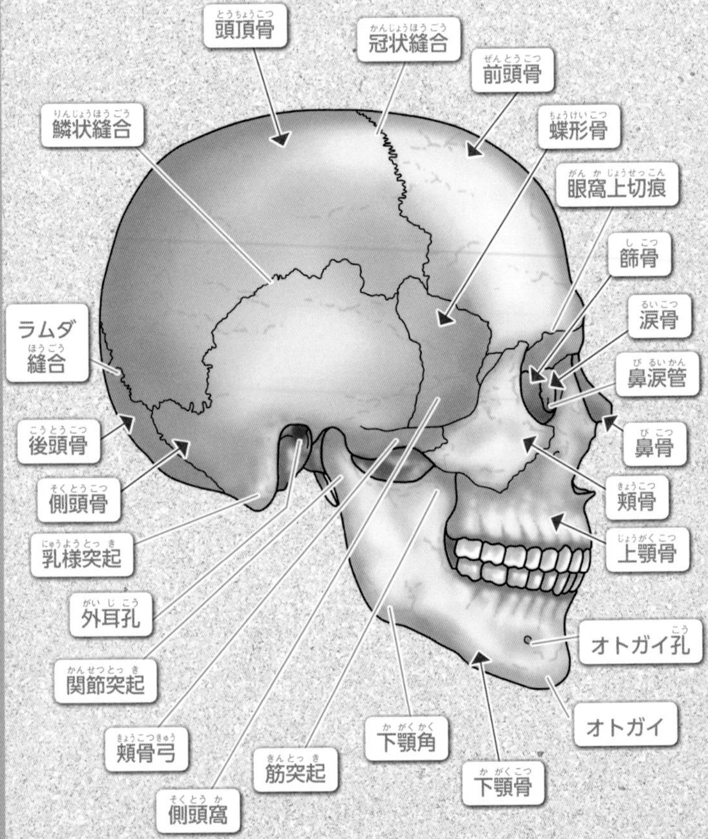

● **冠状縫合**《かんじょうほうごう》　前頭骨と頭頂骨の結合。

● **鱗状縫合**《りんじょうほうごう》　頭頂骨と側頭骨の結合。

● **関節突起**《かんせつとっき》　下顎骨後部にあり、側頭骨下顎窩と顎関節を形成する。**外側翼突筋**➡P166が付着する。

● **筋突起**《きんとっき》　下顎枝前部にあり、**側頭筋**➡P164が停止する。

● **オトガイ孔**《こう》　下顎神経の枝の**オトガイ神経**が通る。

● **乳様突起**《にゅうようとっき》　側頭骨の後下部にある丸みを帯びた突起で、**胸鎖乳突筋**➡P168、**頭最長筋**➡P94、**頭板状筋**➡P92が停止する。

● **茎状突起**《けいじょうとっき》　側頭骨下部にある細長い突起で、**茎突咽頭筋**➡P174、**茎突舌筋**➡P174、**茎突舌骨筋**➡P172が付着する。

● **頬骨弓**《きょうこつきゅう》　側頭骨の**頬骨突起**➡P29と頬骨の**側頭突起**➡P30で構成され、**側頭筋膜**➡P165、**咬筋**➡P164が付着する。

● **側頭窩**《そくとうか》　頬骨弓の内面にあるくぼみで、**側頭筋**➡P164で埋められる。

● **外耳孔**《がいじこう》　側頭骨の外側面にある孔で、中耳と連絡する。

● **下顎角**《かがくかく》　下顎骨の後部下端の部分で、外側面に**咬筋**➡P164、内側面に**内側翼突筋**➡P167が付着する。

● **鼻涙管**《びるいかん》　眼窩内側と鼻腔（下鼻道）を結ぶ管。涙を排泄する。

頭蓋《とうがい》(後面《こうめん》)【skull】

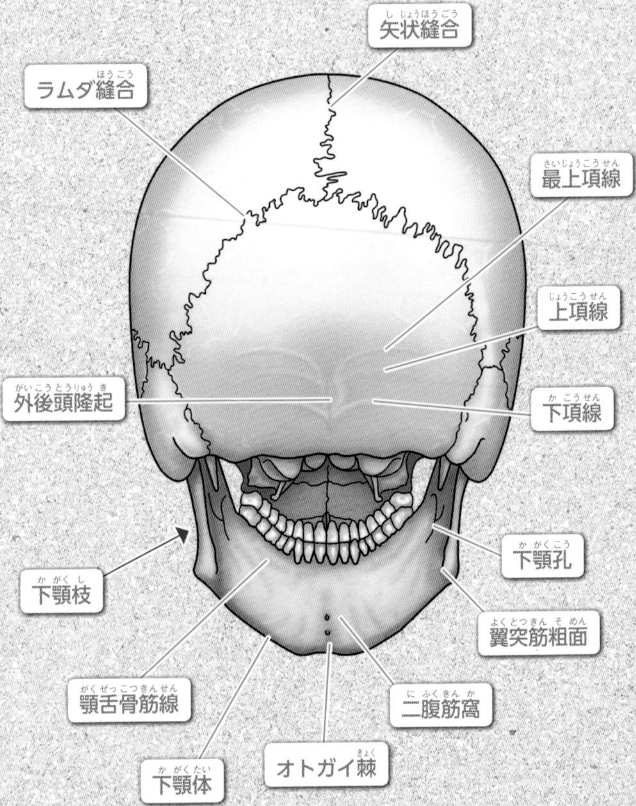

- **矢《し》状《じょう》縫《ほう》合《ごう》**　左右の頭頂骨同士の間にある結合構造。

- **ラムダ縫《ほう》合《ごう》**　頭頂骨と後頭骨の間にある結合。

- **最《さい》上《じょう》項《こう》線《せん》**　外後頭隆起から左右に伸びる弓状の稜線。なお、アメリカ系の書籍には記載がない。

- **上《じょう》項《こう》線《せん》**　最上項線のやや下方にある弓状の稜線で、**僧帽筋**➡P90、**頭半棘筋**➡P96などが付着する。

- **下《か》項《こう》線《せん》**　上項線の下方にある弓状の稜線で、**小後頭直筋**➡P100、**大後頭直筋**➡P100が付着する。

- **下《か》顎《がく》孔《こう》**　下顎枝の内面にある孔で、下顎管の入口となる。

＊下《か》顎《がく》管《かん》：下顎体内部を通る管構造で、**下歯槽神経**が通る。

- **顎《がく》舌《ぜっ》骨《こつ》筋《きん》線《せん》**　下顎体の内面中央にあり、**顎舌骨筋**➡P172が起始する。

- **翼《よく》突《とつ》筋《きん》粗《そ》面《めん》**　下顎角の内面にある粗面で、**内側翼突筋**➡P166の停止が付着する。

- **二《に》腹《ふく》筋《きん》窩《か》**　オトガイの内面にある小さな窪みで、**顎二腹筋前腹**➡P170の停止が付着する。

- **オトガイ棘《きょく》**　オトガイ隆起➡P18内面にある棘状の突起で、**オトガイ舌筋**➡P184、**オトガイ舌骨筋**➡P168が付着する。

- **外《がい》後《こう》頭《とう》隆《りゅう》起《き》**　後頭骨中央下部にある突起で、**僧帽筋**➡P90の起始の一部となる。人類学で計測に用いられるポイント（イニオン）。

内《ない》頭《とう》蓋《がい》底《てい》* 【internal surface of cranial base】

＊内頭蓋底は、前・中・後頭蓋窩に区分される。

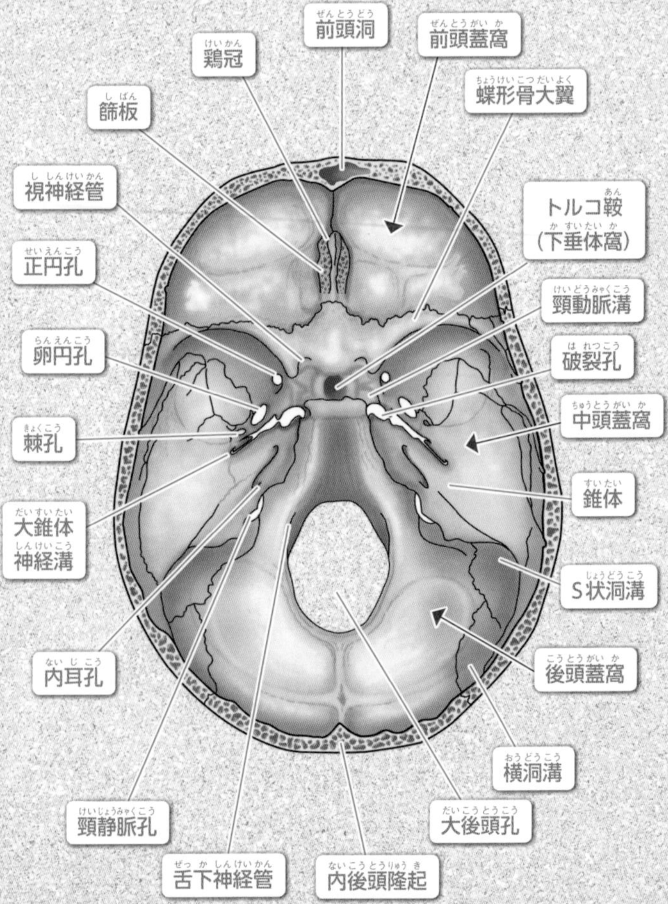

● **前頭洞《ぜんとうどう》**　前頭骨にある空洞で、副鼻腔の一つ。

➡P18

● **鶏冠《けいかん》**　前頭蓋窩の中央にある篩骨上端の突起状構造。

➡P18

● **篩板《しばん》**　鶏冠の両側にある多孔構造で、**嗅神経**の枝が通る。

● **トルコ鞍《あん》**　中頭蓋窩中央にある高まりで中央部がくぼむ。

＊下垂体窩《かすいたいか》：トルコ鞍中央の窪みで、**下垂体**が納まる。

● **正円孔《せいえんこう》**　蝶形骨にあり、**上顎神経**が通る孔。

➡P20

● **卵円孔《らんえんこう》**　蝶形骨にあり、**下顎神経**が通る孔。

➡P20

● **棘孔《きょくこう》**　卵円孔の後下方にあり、**中硬膜動脈**が通る。

● **大錐体神経溝《だいすいたいしんけいこう》**　中頭蓋窩にあり、**大錐体神経**が通る。

● **内耳孔《ないじこう》**　錐体の外側面にあり、**顔面神経**と**内耳神経**が通る。

● **頸動脈溝《けいどうみゃくこう》**　トルコ鞍の両側にあり、**内頸動脈**が通る。

● **破裂孔《はれつこう》**　生体では軟骨でふさがれる。

● **錐体《すいたい》**　側頭骨内側下部にあり、内部に内耳が存在する。

➡P18

● **頸静脈孔《けいじょうみゃくこう》**　**内頸静脈**、**舌咽神経**、**迷走神経**、**副神経**が通る。

● **S状洞溝《じょうどうこう》**　後頭蓋窩にある**S状静脈洞**による圧痕。

● **横洞溝《おうどうこう》**　後頭蓋窩にある横静脈洞による圧痕。

● **大後頭孔《だいこうとうこう》**　後頭部にある大きな孔で、**脊髄**、**椎骨動脈**が通る。

● **舌下神経管《ぜっかしんけいかん》**　大後頭孔の外側にある管で、**舌下神経**が通る。

外頭蓋底《がいとうがいてい》【external surface of cranial base】

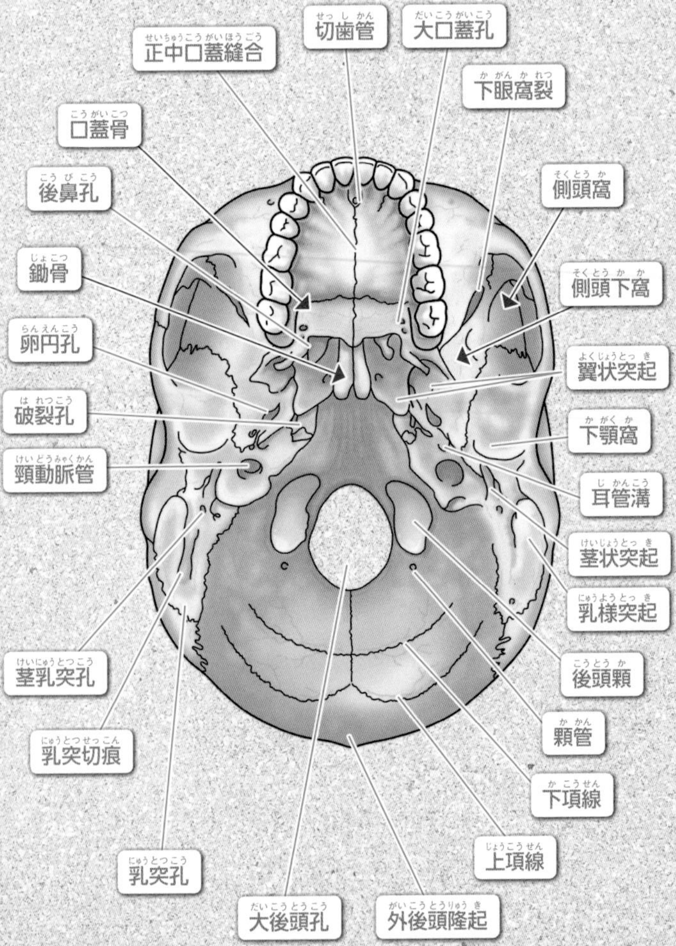

- **大口蓋孔**《だいこうがいこう》　口蓋後部両側にあり、**大口蓋神経**が通る。
- **後鼻孔**《こうびこう》　鼻腔の出口で咽頭と連絡する。
- **側頭窩**《そくとうか》　側頭骨 ➡P18 にある窪みで、**側頭筋** ➡P164 が付着する。
- **切歯管**《せっしかん》　正中口蓋縫合の前端にある管状構造。
- **翼状突起**《よくじょうとっき》　蝶形骨 ➡P20 の下端にあり**外側板**と**内側板**に分かれ、間を翼突窩という。外側板には**外側翼突筋** ➡P166、翼突窩には**内側翼突筋** ➡P166 が付着する。
- **下顎窩**《かがくか》　側頭骨 ➡P18 下面にあり、下顎骨関節突起 ➡P30 と関節（顎関節）する。
- **頸動脈管**《けいどうみゃくかん》　側頭骨 ➡P18 にあり、**内頸動脈**の入口となる。
- **後頭顆**《こうとうか》　後頭部にあり、環椎上関節窩 ➡P30 と**環椎後頭関節**を形成する。
- **下項線**《かこうせん》　後頭部にある弓状の稜線で、**大・小後頭直筋** ➡P100 が付着。
- **上項線**《じょうこうせん》　後頭部にある弓状の稜線で、**僧帽筋** ➡P90、**板状筋** ➡P92 が付着。
- **外後頭隆起**《がいこうとうりゅうき》　後頭部の中央に突出した隆起。
- **乳突切痕**《にゅうとつせっこん》　乳様突起と茎状突起の間の切れ込みで、**顎二腹筋後腹** ➡P170 が付着する。
- **茎乳突孔**《けいにゅうとつこう》　茎状突起の後方にあり、**顔面神経**の出口となる孔。
- **乳様突起**《にゅうようとっき》　側頭部後部下端にある突起で、**胸鎖乳突筋** ➡P168、**頭板状筋** ➡P92 などが付着する。
- **茎状突起**《けいじょうとっき》　乳様突起のやや内側にある突起で、**茎突舌骨筋** ➡P172、**茎突咽頭筋** ➡P174、**茎突舌筋** ➡P174 が付着する。
- **顆管**《かかん》　顆導出静脈が通る。
- **乳突孔**《にゅうとつこう》　乳突導出静脈が通る。

脳《のう》頭《とう》蓋《がい》の名称《めいしょう》①

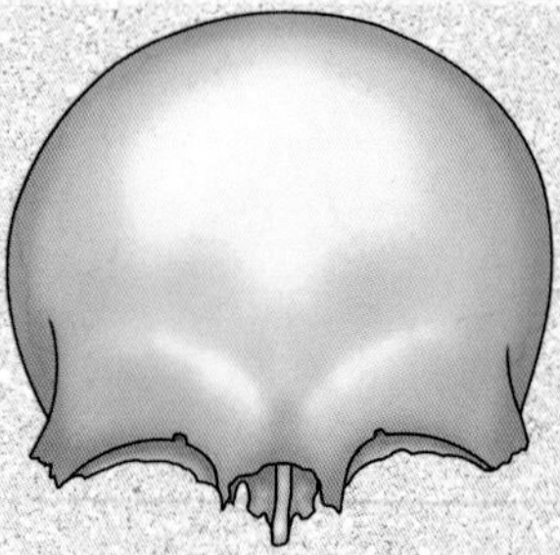

前頭骨《ぜんとうこつ》
➡P18

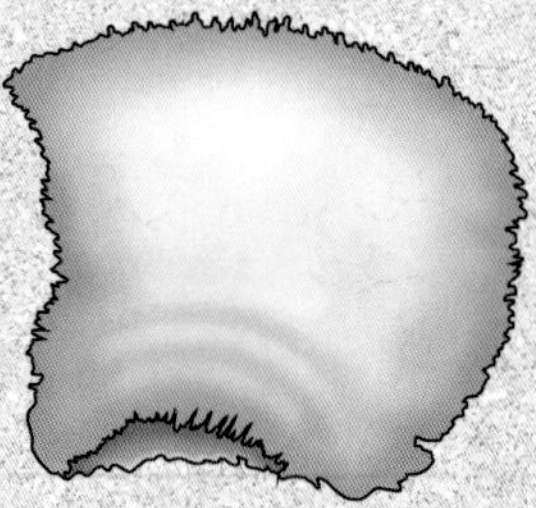

頭頂骨《とうちょうこつ》(左)
➡P20

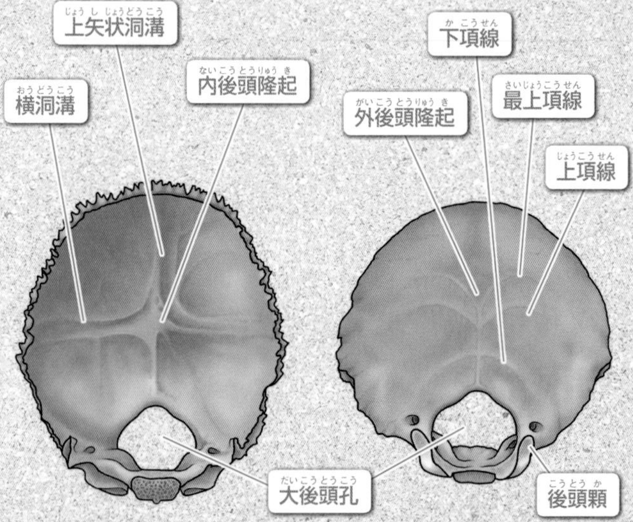

後頭骨《こうとうこつ》(内面)
➡P20

後頭骨《こうとうこつ》(外面)
➡P20

脳頭蓋《のうとうがい》の名称《めいしょう》②

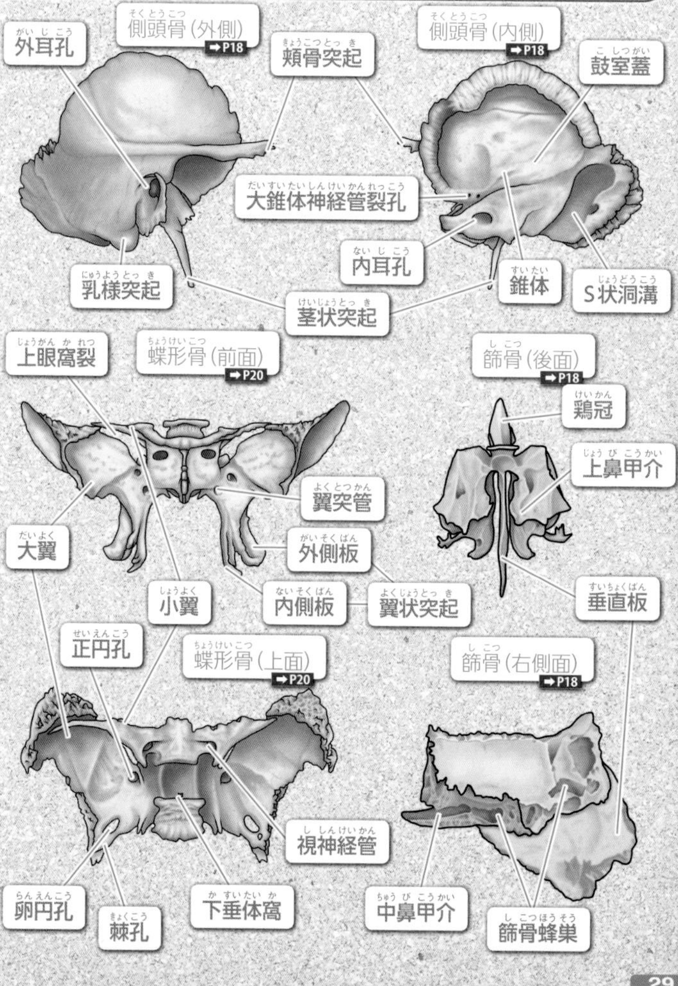

顔面骨《がんめんこつ》の名称《めいしょう》

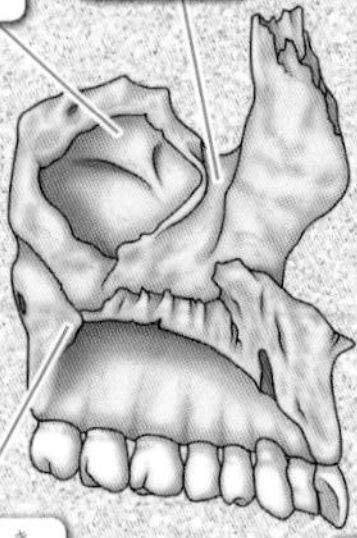

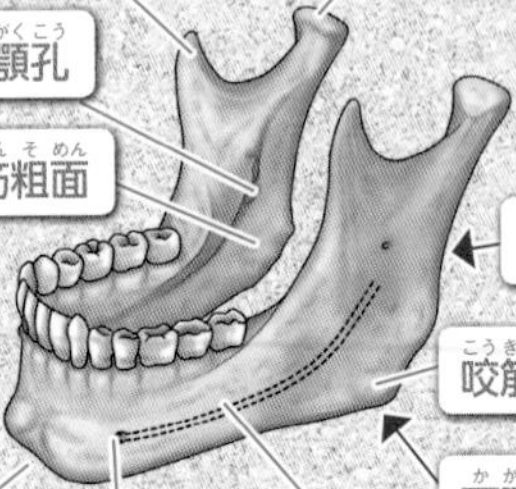

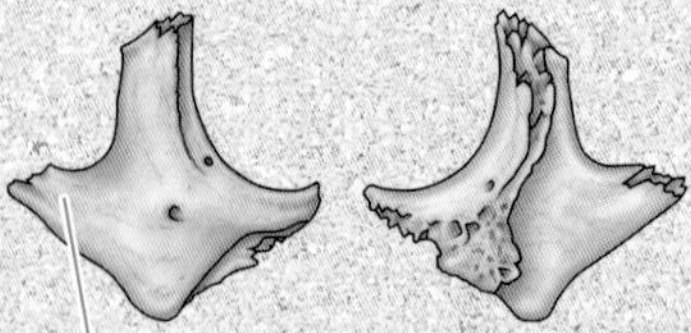

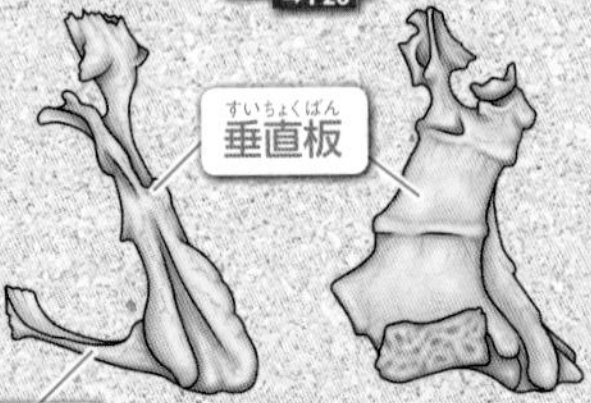

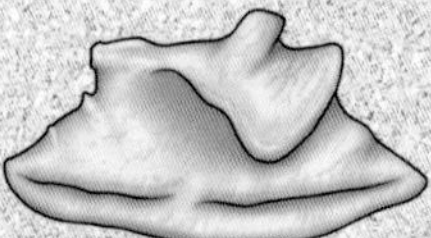

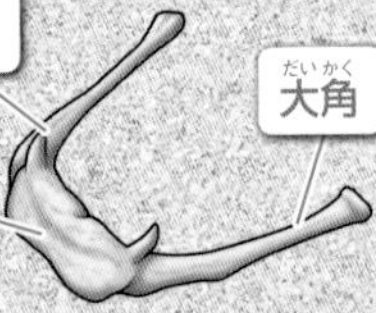

頭《とう》蓋《がい》底《てい》(起《き》始《し》・停《てい》止《し》)

※赤色は筋の起始、青色は筋の停止を表す。

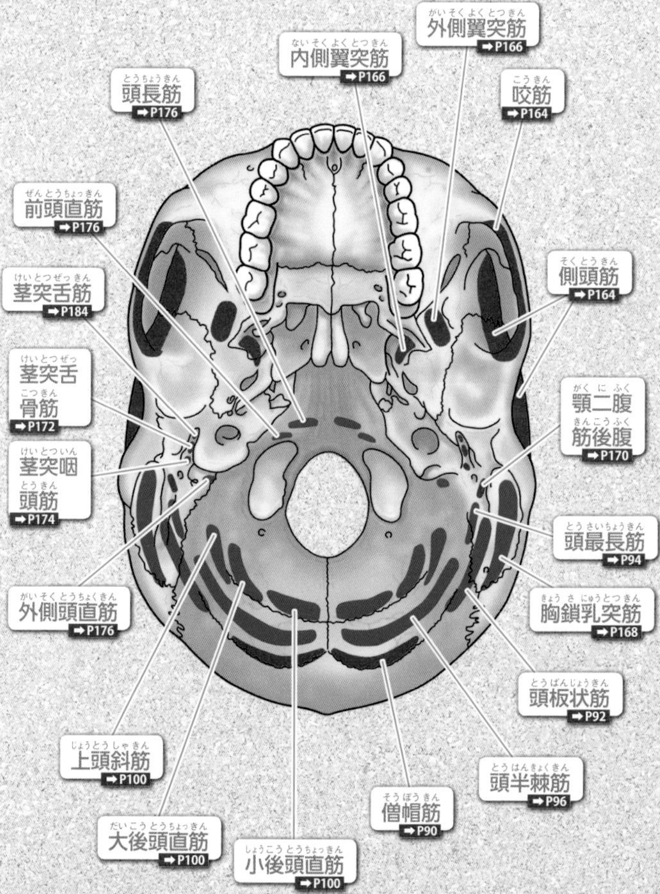

脊柱《せきちゅう》＊・椎骨《ついこつ》＊＊ 【vertebral column, vertebra】

＊ 頸椎(7個)、胸椎(12個)、腰椎(5個)、仙骨(1個)、尾骨で構成される。
＊＊ 脊柱を構成する短骨のこと。

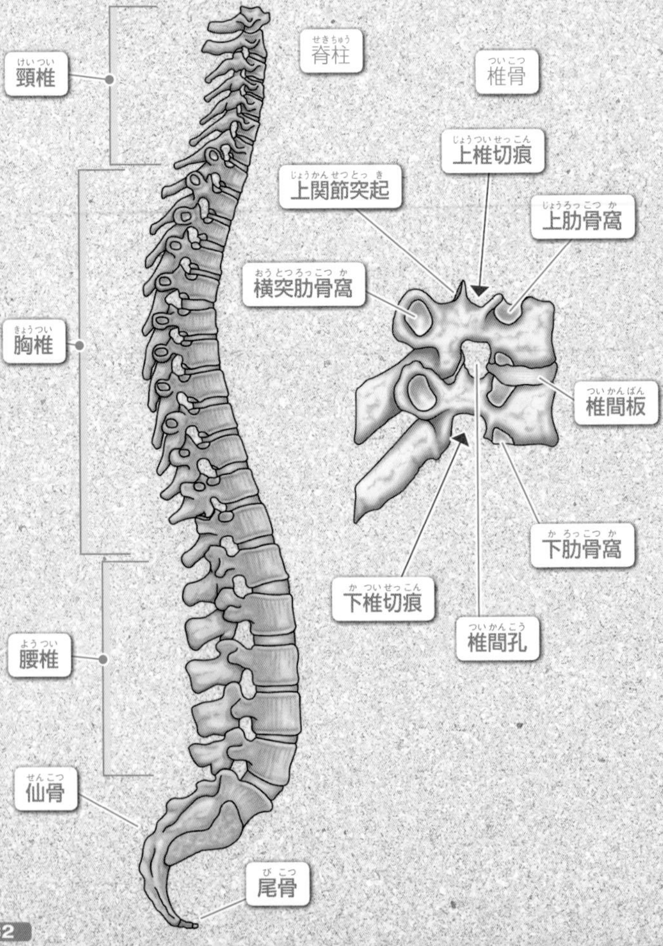

●脊柱《せきちゅう》【vertebral column】

脊柱には、4カ所の生理的弯曲（頸部前弯、胸部後弯、腰部前弯、仙骨後弯）が存在する。

● **脊柱管《せいちゅうかん》**　重積する椎骨の椎孔が連続して形成される空間構造で、内部に脊髄を納める。

● **椎間孔《ついかんこつ》**　脊柱管の側方に開く孔で、椎骨の椎切痕により形成。脊髄神経が出る。

● **椎間板《ついかんばん》**　椎体同士の間にある軟骨性の構造で、線維輪と髄核で構成される。

●椎骨《ついこつ》【vertebra】

● **椎体《ついたい》**　椎骨の前部の楕円形で厚みのある部位。

● **椎弓《ついきゅう》**　椎骨の後部にある弓状の部位で椎弓根と椎弓板に分れる。

● **横突起《おうとっき》**　椎弓から後外方に伸びる左右一対の突起構造。

➡P34

● **棘突起《きょくとっき》**　椎弓から後に伸びる突起構造。

➡P34

● **椎孔《ついこう》**　椎弓の内側にある大きめの孔。連続すると脊柱管となる。

➡P34

● **関節突起《かんせつとっき》（上・下）**　上下の椎骨と関節する。

● **椎切痕《ついせっこん》（上・下）**　隣接する椎骨の椎切痕と椎間孔を形成する。

頸椎《けいつい》【cervical vertebrae】

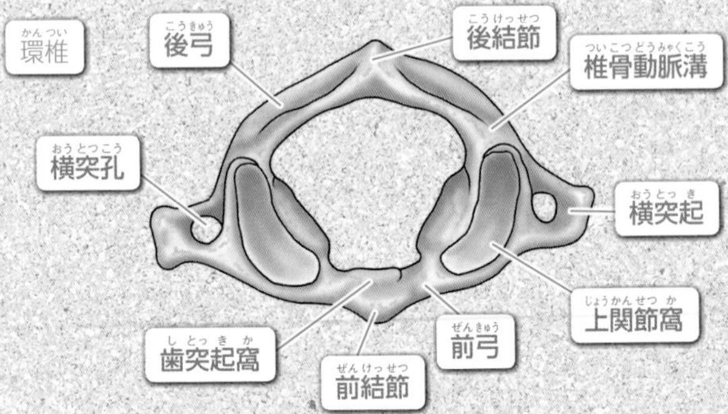

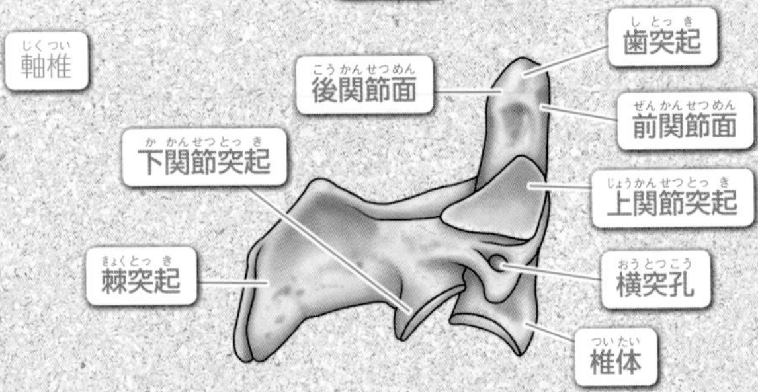

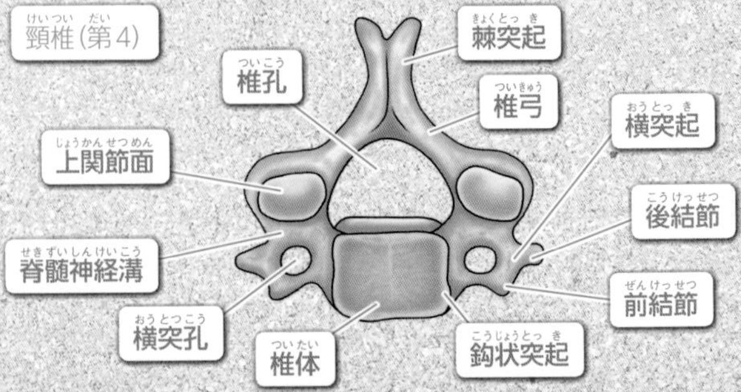

環椎《かんつい》【atlas】

● **前弓《ぜんきゅう》**　環椎前部にある弓状の構造。

● **後弓《こうきゅう》**　環椎後部にある弓状の構造。

● **前結節《ぜんけっせつ》**　前弓の中央にある小さな突起で、**頸長筋**が付着する。
➡P176

● **後結節《こうけっせつ》**　後弓の中央にある小さな突起で、**小後頭直筋**が付着する。
➡P100

● **上関節窩《じょうかんせつか》**　後頭骨の後頭蓋窩と**環椎後頭関節**を形成する。
➡P20　➡P24

● **歯突起窩《しとっきか》**　軸椎の歯突起と**正中環軸関節**を形成する。

● **横突孔《おうとつこう》**　全頸椎横突起にある孔で、椎骨動脈と椎骨静脈が通る。

● **椎骨動脈溝《ついこつどうみゃくこう》**　後弓の上面にある椎骨動脈の通る溝。

軸椎《じくつい》【axis】

● **歯突起《しとっき》**　椎体の上方に出る突起で、環椎歯突起窩と関節する。

● **上関節突起《じょうかんせつとっき》**　環椎の下関節窩と**外側環軸関節**を形成する。

● **下関節突起《かかんせつとっき》**　下位頸椎の上関節突起と**椎間関節**を形成する。

頸椎《けいつい》(第4)【fourth cervical vertebra】

● **前結節《ぜんけっせつ》**（横突起）　**前斜角筋**、**頭長筋**が付着する。
➡P176　➡P176

● **後結節《こうけっせつ》**（横突起）　**肩甲挙筋**、**中・後斜角筋**などが付着する。
➡P90　➡P176

● **鈎状突起《こうじょうとっき》**　上位頸椎の椎体と**鈎椎関節**（**ルシュカ関節**）を形成。

● **脊髄神経溝《せきずいしんけいこう》**　横突起上面にある溝で、脊髄神経の通路となる。

＊隆椎《りゅうつい》：第7頸椎の別称。

胸椎《きょうつい》*・腰椎《ようつい》**【thoracic vertebrae, lumbar vertebrae】

＊ 12個で構成され肋骨と関節する。
＊＊ 5個で構成され椎体が厚く幅広い。

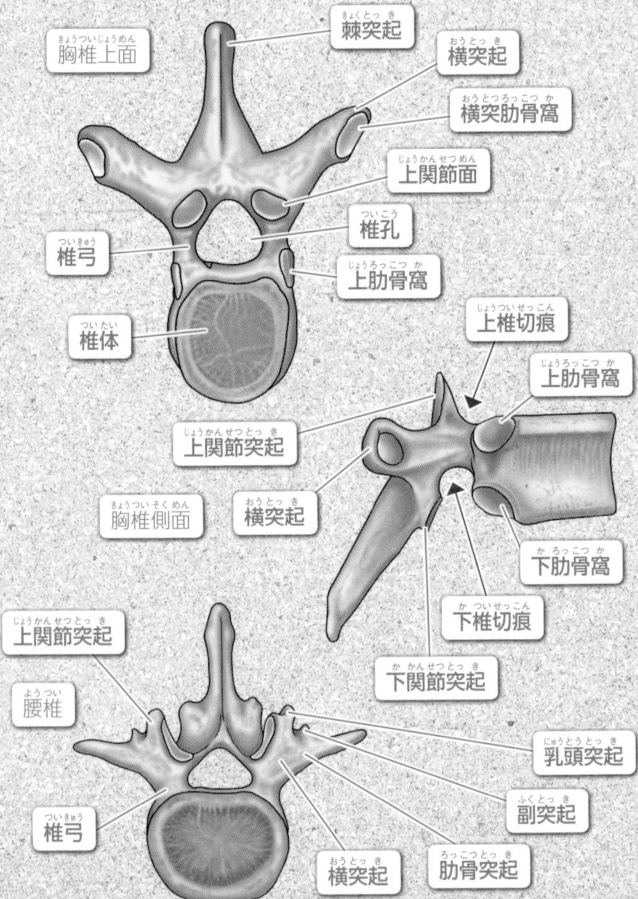

●胸椎《きょうつい》【thoracic vertebrae】

●**上肋骨窩**《じょうろっこつか》　椎体後部上面にあるくぼみで、上位椎骨の下肋骨窩とともに肋骨と関節（**肋骨頭関節**➡P42）する。

●**下肋骨窩**《かろっこつか》　椎体後部下面にあるくぼみで、下位椎骨の上肋骨窩とともに肋骨と関節➡P42する。第11、12胸椎では単独の肋骨窩となる。

●**横突肋骨窩**《おうとつろっこつか》　横突起にあるくぼみで、肋骨結節と関節（**肋横突関節**➡P42）する。第11、12胸椎では欠損する。

●**上椎切痕**《じょうついせっこん)》　上位椎骨の下椎切痕と椎間孔➡P32を形成する。

●**下椎切痕**《かついせっこん》　下位椎骨の上椎切痕と椎間孔➡P32を形成する。

●**上関節突起**《じょうかんせつとっき》　上位椎骨の下関節突起と**椎間関節**を形成する。

●**下関節突起**《かかんせつとっき》　下位椎骨の上関節突起と**椎間関節**を形成する。

●腰椎《ようつい》【lumbar vertebrae】

●**肋骨突起**《ろっこつとっき》　横突起から横に伸びるやや長い突起。

●**乳頭突起**《にゅうとうとっき》　関節突起の先端にある小さな突起。

●**副突起**《ふくとっき》　肋骨突起の基部にある小さな突起。

仙骨《せんこつ》*・尾骨《びこつ》** 【sacrum, coccyx】

＊5個の仙椎が融合して形成される。
＊＊2～3個の尾椎が融合して形成される。

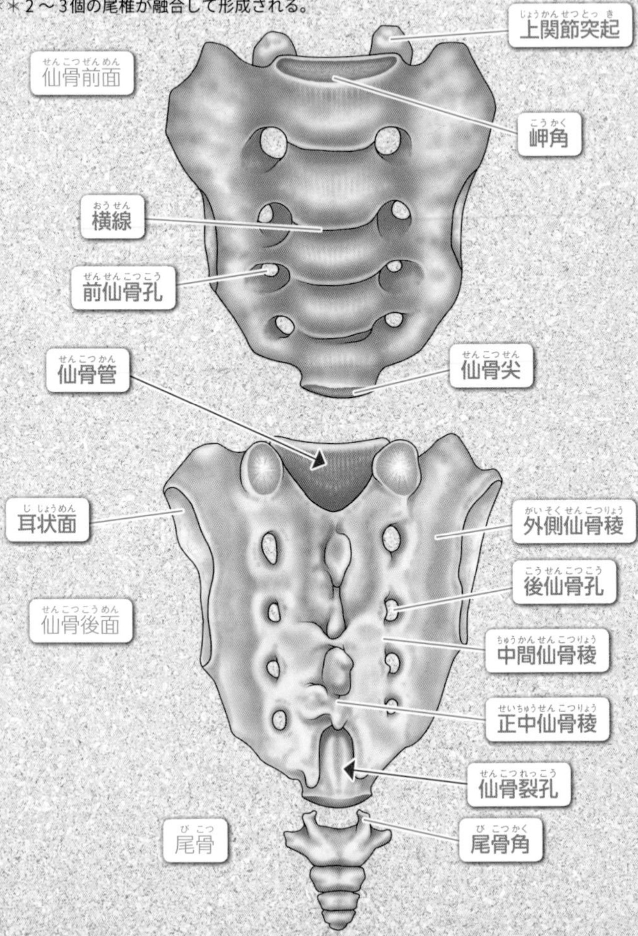

仙《せん》骨《こつ》【sacrum】

- **仙《せん》骨《こつ》底《てい》**　仙骨の上端部で、第5腰椎と関節する。 ➡P36
- **仙《せん》骨《こつ》尖《せん》**　仙骨の下端部で、尾骨と関節する。
- **仙《せん》骨《こつ》翼《よく》**　仙骨上部の両側にある幅広い部位。
- **岬《こう》角《かく》**　仙骨底の前端で、真結合線の計測ポイント。 ➡P78
- **横《おう》線《せん》**　仙骨の前面にある線で、仙椎の融合部位。
- **前《ぜん》仙《せん》骨《こつ》孔《こう》**　前面にある4対の孔で、仙骨神経（前枝）が出る。
- **後《こう》仙《せん》骨《こつ》孔《こう》**　後面にある4対の孔で、仙骨神経（後枝）が出る。
- **仙《せん》骨《こつ》管《かん》**　脊柱管の一部で、仙椎の椎孔により形成。 ➡P33
- **正《せい》中《ちゅう》仙《せん》骨《こつ》稜《りょう》**　仙椎の棘突起が融合して形成される。
- **中《ちゅう》間《かん》仙《せん》骨《こつ》稜《りょう》**　仙椎の関節突起が融合して形成される。
- **外《がい》側《そく》仙《せん》骨《こつ》稜《りょう》**　仙椎の横突起が融合して形成される。
- **耳《じ》状《じょう》面《めん》**　寛骨の耳状面と関節し、**仙腸関節**を形成する ➡P60 ➡P200
- **仙《せん》骨《こつ》裂《れっ》孔《こう》**　仙骨後面下端の切れ込み。
- **上《じょう》関《かん》節《せつ》突《とっ》起《き》**　上端後部にあり、第5腰椎の関節突起と連結する。 ➡P36

尾《び》骨《こつ》【coccyx】

- **尾《び》骨《こつ》角《かく》**　第1尾椎に見られる突起で、上関節突起の遺残。

胸郭《きょうかく》*・胸骨《きょうこつ》** 【thorax, sternum】

＊ 胸骨、肋骨、胸椎で構成される立体構造。
＊＊ 胸骨柄、胸骨体、剣状突起で構成される。剣状突起はCPRの指標となる。

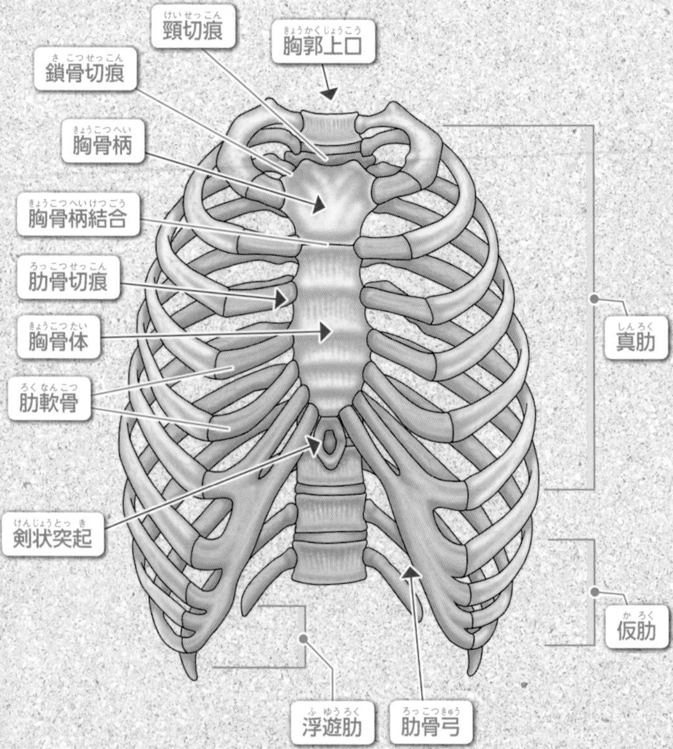

● 胸郭《きょうかく》【thorax】

● **胸郭上口《きょうかくじょうこう》** 胸郭の入口。第1胸椎、左右の第1肋骨、胸骨により境界される。気管、食道、総頸動脈、内頸静脈などが通る。
➡P32

● **胸郭下口《きょうかくかこう》** 胸郭の出口。第12胸椎、第11、12肋骨の自由縁、肋骨弓の高さ。
➡P32

● **肋骨弓《ろっこつきゅう》** 肋軟骨の下縁。

*肋骨弓角《ろっこつきゅうかく》（胸骨下角）：左右の肋骨弓の成す角度。

● 胸骨《きょうこつ》【sternum】

● **頸切痕《けいせっこん》** 胸骨柄上端の大きなくぼみ。体表上の頸窩に相当。

● **鎖骨切痕《さこつせっこん》** 鎖骨の胸骨端と関節（**胸鎖関節**）する。
➡P46 ➡P188

● **肋骨切痕《ろっこつせっこん》** 肋軟骨との結合部で**胸肋関節**を形成する。

*胸骨角《きょうこつかく》（ルイ角《かく》）：胸骨結合が形成する角度。

肋骨《ろっこつ》【rib】

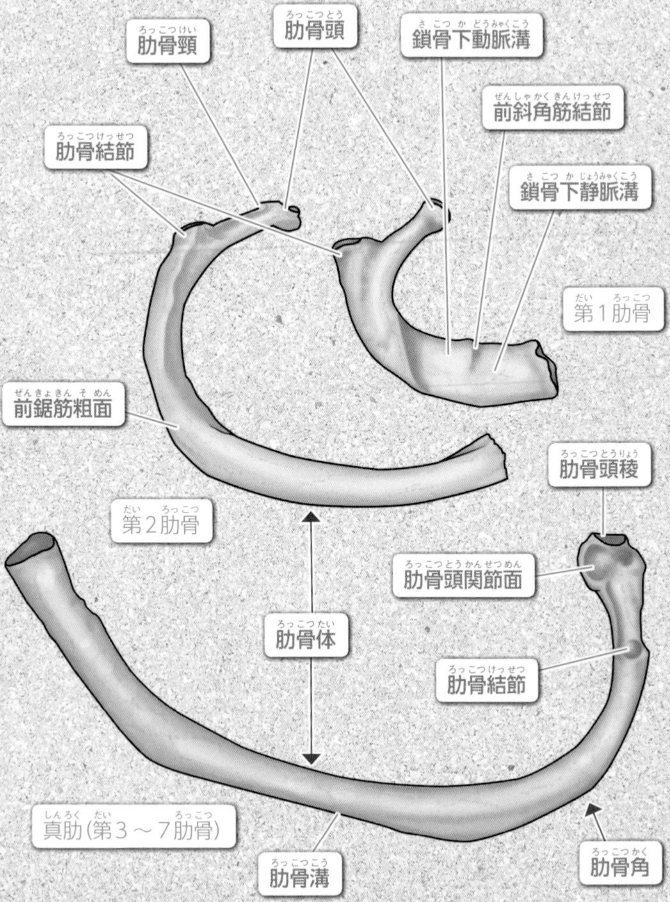

肋骨頸《ろっこつけい》
肋骨頭《ろっこつとう》
鎖骨下動脈溝《さこつかどうみゃくこう》
前斜角筋結節《ぜんしゃかくきんけっせつ》
肋骨結節《ろっこつけっせつ》
鎖骨下静脈溝《さこつかじょうみゃくこう》
第《だい》1肋骨《ろっこつ》
前鋸筋粗面《ぜんきょきんそめん》
第《だい》2肋骨《ろっこつ》
肋骨頭稜《ろっこつとうりょう》
肋骨頭関節面《ろっこつとうかんせつめん》
肋骨体《ろっこつたい》
肋骨結節《ろっこつけっせつ》
真肋《しんろく》(第《だい》3～7肋骨《ろっこつ》)
肋骨溝《ろっこつこう》
肋骨角《ろっこつかく》

●肋《ろっ》骨《こつ》【rib】

●肋《ろっ》骨《こつ》　胸椎➡P36から左右に伸びる弓状の長骨。上位は水平方向に扁平で、徐々に垂直方向に扁平となる。左右12対存在する。遠位端は**肋軟骨**を介して胸骨➡P40に付着する。

＊真肋《しんろく》：上位７対は自前の軟骨で胸骨に結合する。

＊仮肋《かろく》：8−10肋骨は第７肋軟骨に融合する。

＊浮遊肋《ふゆうろく》：11および12肋骨は胸骨に結合しない。

●肋《ろっ》骨《こつ》頭《とう》　肋骨の近位端。胸椎➡P36と関節する。

●肋《ろっ》骨《こつ》結《けっ》節《せつ》　肋骨頸のやや前にあり、肋横突窩と関節する。

●肋《ろっ》骨《こつ》角《かく》　肋骨の弓状曲線の最も角度のきつい部分。

●肋《ろっ》骨《こつ》溝《こう》　肋骨体下縁内側にある溝で、**肋間動脈**、**肋間静脈**、**肋間神経**が通る。

●前《ぜん》鋸《きょ》筋《きん》粗《そ》面《めん》　肋骨体外側面にある粗面で**前鋸筋**➡P84の起始が付着する。第2肋骨で顕著。

●第《だい》1肋《ろっ》骨《こつ》【first rib】

●鎖《さ》骨《こつ》下《か》動脈《どうみゃく》溝《こう》　第1肋骨上面にある溝。この上を鎖骨下動脈が通る。

●鎖《さ》骨《こつ》下《か》静脈《じょうみゃく》溝《こう》　第1肋骨上面にある溝。この上を鎖骨下静脈が通る。

●前《ぜん》斜《しゃ》角《かく》筋《きん》結《けっ》節《せつ》　第1肋骨内側縁にある結節。**前斜角筋**➡P176が付着する。

肩《けん》甲《こう》骨《こつ》【scapula】

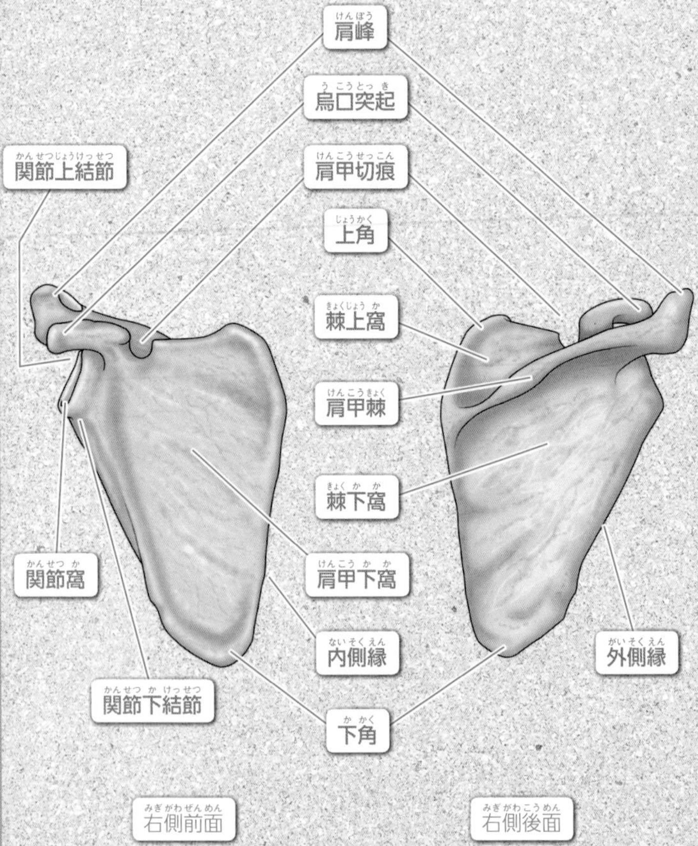

- **肩甲棘《けんこうきょく》**　肩甲骨背面の隆起状構造で、**三角筋**➡P84の起始と**僧帽筋**➡P90の停止が付着する。
- **肩峰《けんぽう》**　肩甲棘の外側端で鎖骨と関節（**肩鎖関節**➡P188）を形成し、**三角筋**➡P84の起始、**僧帽筋**➡P90の停止が付着する。
- **烏口突起《うこうとっき》**　外側前方に突出した突起で、**上腕二頭筋短頭**➡P102、**烏口腕筋**➡P104の起始と**小胸筋**➡P82の停止が付着する。
- **上角《じょうかく》**　肩甲骨内側上縁にあり、**肩甲挙筋**➡P90の停止が付着する。
- **関節窩《かんせつか》**　上腕骨頭➡P50と**肩甲上腕関節**➡P188を形成する。
- **関節上結節《かんせつじょうけっせつ》**　関節窩上端にある小さな結節で、**上腕二頭筋長頭**➡P102の起始が付着する。
- **関節下結節《かんせつかけっせつ》**　関節窩下端にある小さな結節で、**上腕三頭筋長頭**➡P106の起始が付着する。
- **肩甲下窩《けんこうかか》**　肩甲骨前面で、**肩甲下筋**➡P102の起始が付着する。
- **棘上窩《きょくじょうか》**　肩甲棘上部にあるくぼみで、**棘上筋**➡P106が起始する。
- **棘下窩《きょくかか》**　肩甲棘下部にあるくぼみで、**棘下筋**➡P106が起始する。
- **下角《かかく》**　下端にあり、**大円筋**➡P108の起始や**広背筋**➡P90の一部が付着する。
- **内側縁《ないそくえん》**　上部に**大・小菱形筋**➡P90の停止が、全体に**前鋸筋**➡P84の停止が付着する。
- **外側縁《がいそくえん》**　中央部に**小円筋**➡P108、下部に**大円筋**➡P108の起始が付着する。
- **肩甲切痕《けんこうせっこん》**　上縁中央にあり、**肩甲上神経**が通る。

鎖骨《さこつ》* 【clavicle】

＊鎖骨は、上肢帯を構成する左右一対の長骨である。

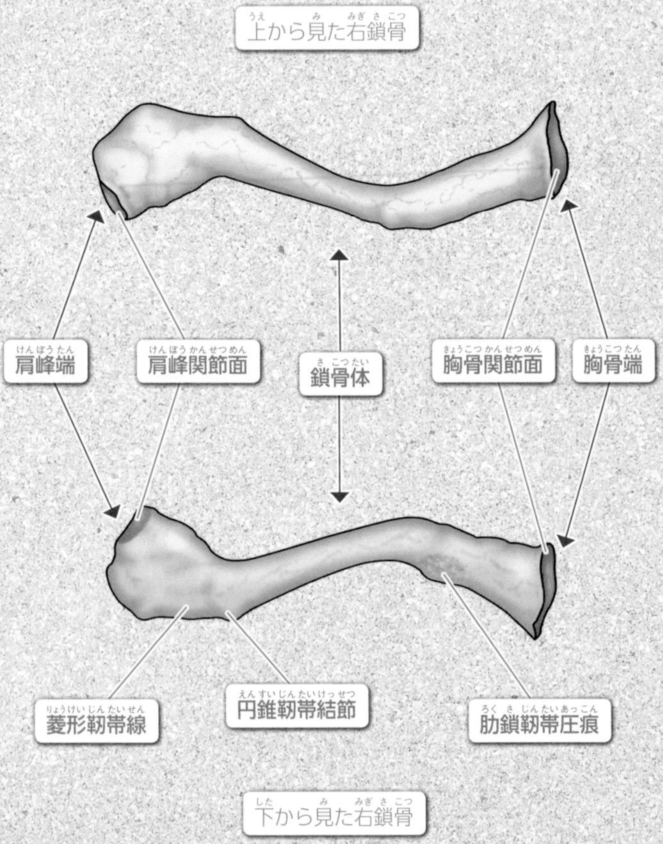

- **胸《きょう》骨《こつ》端《たん》**　鎖骨の内側端で、胸骨➡P40の鎖骨切痕と関節（**胸鎖関節**➡P188）を形成する。

- **肩《けん》峰《ぽう》端《たん》**　鎖骨の外側端で、肩甲骨➡P44肩峰と関節（**肩鎖関節**➡P188）を形成する。前部に**三角筋**➡P84の起始が付着し、後部に**僧帽筋**➡P90の停止が付着する。

- **鎖《さ》骨《こつ》体《たい》**　鎖骨の中央部で、前部に**大胸筋**➡P82の起始、上部に**胸鎖乳突筋**➡P168の起始が付着する。また下面に**鎖骨下筋**➡P82が付着する。

- **円《えん》錐《すい》靱《じん》帯《たい》結《けっ》節《せつ》**　遠位部の下面にある**円錐靱帯**➡P190の付着部。

- **菱《りょう》形《けい》靱《じん》帯《たい》線《せん》**　**菱形靱帯**➡P190の付着部。

- **肋《ろく》鎖《さ》靱《じん》帯《たい》圧《あっ》痕《こん》**　近位部の下面にある**肋鎖靱帯**の付着部。

肩甲骨《けんこうこつ》(起始《きし》・停止《ていし》)

※赤色は筋の起始、青色は筋の停止を表す。

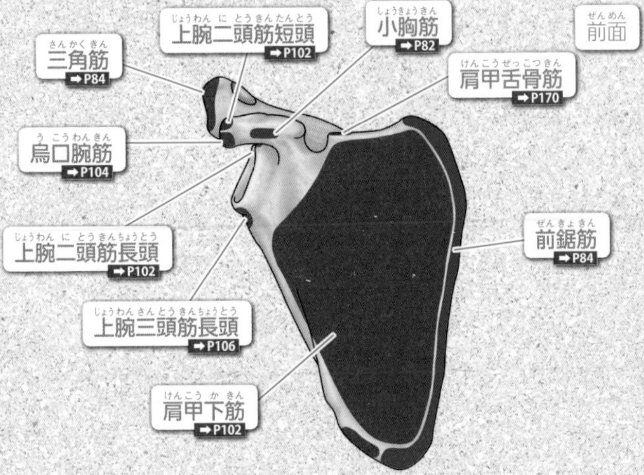

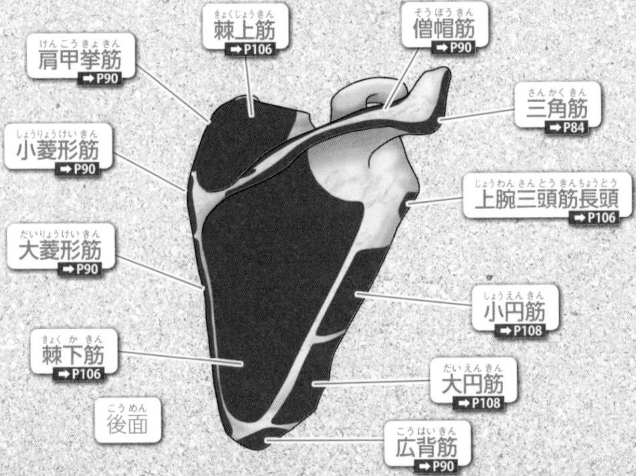

鎖骨《さこつ》(起始《きし》・停止《ていし》)

※赤色は筋の起始、青色は筋の停止を表す。

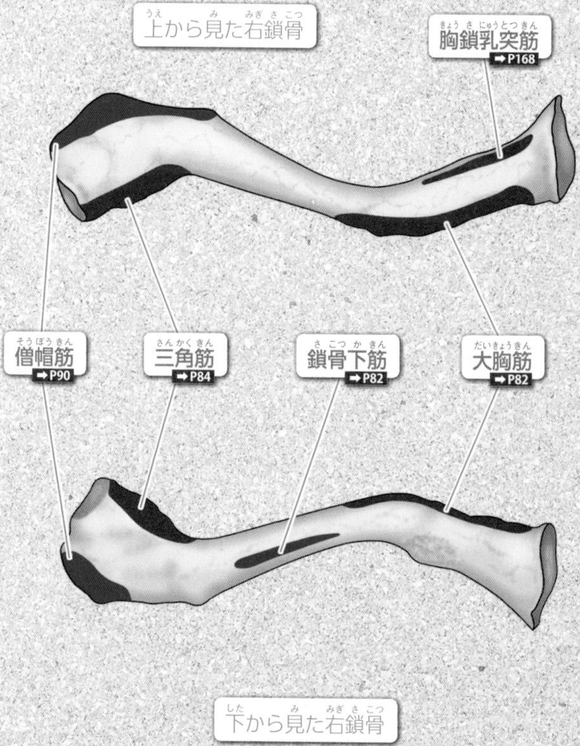

上腕骨《じょうわんこつ》【humerus】

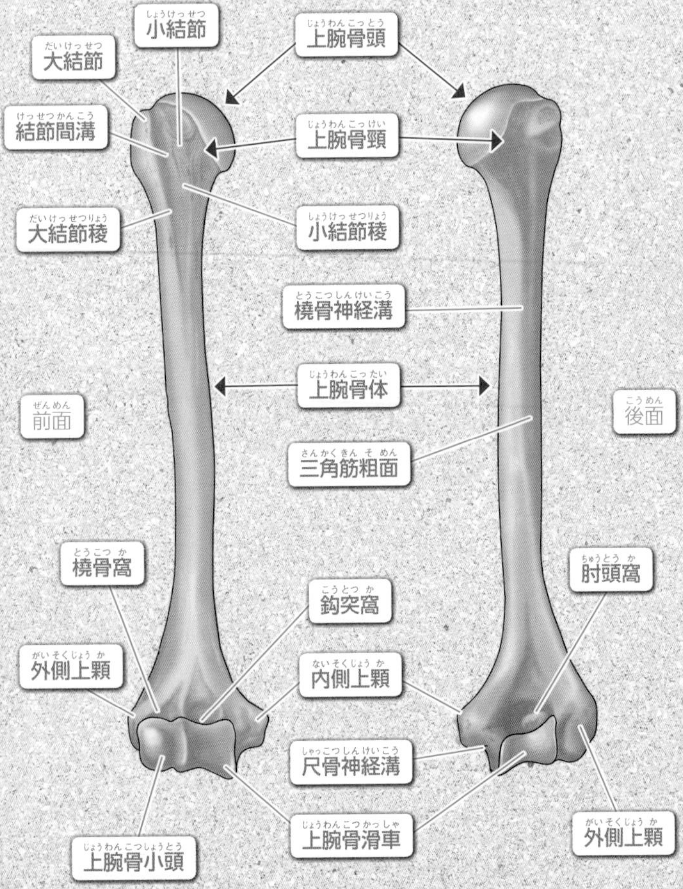

● **上《じょう》腕《わん》骨《こっ》頭《とう》**　近位端で、肩甲骨関節窩と関節する（**肩甲上腕関節**➡P44）。

● **上《じょう》腕《わん》骨《こっ》頸《けい》**　上腕骨頭を取り巻く浅いくびれ（**解剖頸**）。

● **大《だい》結《けっ》節《せつ》**　近位端外側にあり、**棘上筋**➡P106、**棘下筋**➡P106、**小円筋**➡P108が停止する。

● **小《しょう》結《けっ》節《せつ》**　近位端前部にあり、**肩甲下筋**➡P102の停止が付着する。

● **大《だい》結《けっ》節《せつ》稜《りょう》**　大結節から下方に伸び、**大胸筋**➡P82が停止する。

● **小《しょう》結《けっ》節《せつ》稜《りょう》**　小結節から下方に伸び、**広背筋**➡P90、**大円筋**➡P108が停止する。

● **結《けっ》節《せつ》間《かん》溝《こう》**　結節間の溝で、**上腕二頭筋長頭腱**➡P102が通る。

● **三《さん》角《かく》筋《きん》粗《そ》面《めん》**　上腕骨体外側にあり、**三角筋**➡P84が停止する。

● **上《じょう》腕《わん》骨《こっ》体《たい》**　上腕骨の中央で、**上腕筋**➡P104の起始、**烏口腕筋**➡P104の停止、**上腕三頭筋**➡P106（**外側頭**、**内側頭**）の起始が付く。

● **橈《とう》骨《こつ》神《しん》経《けい》溝《こう》**　後面中央にある橈骨神経による圧痕。

● **外《がい》側《そく》縁《えん》**　**腕橈骨筋**➡P122、**長橈側手根伸筋**➡P120の起始が付着する。

● **外《がい》側《そく》上《じょう》顆《か》**　遠位端外側の膨らみで、**前腕伸側筋群***が起始する。

*総指伸筋、小指伸筋、尺側手根伸筋、短橈側手根伸筋、回外筋

● **内《ない》側《そく》上《じょう》顆《か》**　遠位端内側の膨らみで、**前腕屈側筋群***が起始する。

*円回内筋（上腕頭）、橈側手根屈筋、長掌筋、尺側手根屈筋（上腕頭）、浅指屈筋（上腕尺骨頭）

● **上《じょう》腕《わん》骨《こつ》小《しょう》頭《とう》**　遠位端外側にあり、橈骨頭➡P52と関節（**腕橈関節**➡P122）する。

● **上《じょう》腕《わん》骨《こつ》滑《かっ》車《しゃ》**　尺骨滑車切痕➡P52と関節（**腕尺関節**➡P192）する。

● **尺《しゃっ》骨《こつ》神《しん》経《けい》溝《こう》**　内側上顆の後面にある**尺骨神経**による圧痕。

● **肘《ちゅう》頭《とう》窩《か》**　遠位端後面にあるくぼみで、伸展時に肘頭➡P52がはまる。

● **鈎《こう》突《とつ》窩《か》**　遠位端前面にあるくぼみで、屈曲時に鈎状突起➡P52がはまる。

● **橈《とう》骨《こつ》窩《か》**　遠位端前面外側にあるくぼみで、屈曲時に橈骨頭➡P52がはまる。

前腕骨《ぜんわんこつ》【forearm bones】

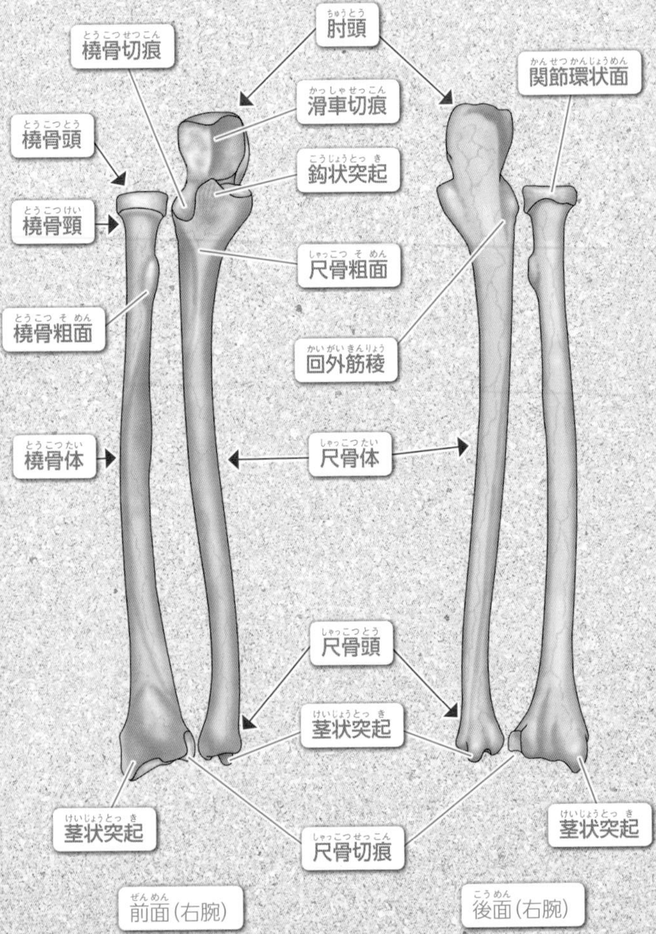

●橈骨《とうこつ》【radius】

●**橈骨頭《とうこつとう》**　近位端で上腕骨➡P50、尺骨と関節（**腕橈関節**➡P192、**上橈尺関節**➡P192）する。

●**関節環状面《かんせつかんじょうめん》**　尺骨の橈骨切痕と関節する（**上橈尺関節**➡P192）。

●**橈骨頸《とうこつけい》**　橈骨頭直下のくびれた部分。

●**橈骨粗面《とうこつそめん》**　上部内側にあり、**上腕二頭筋**➡P102の停止が付着する。

●**橈骨体《とうこつたい》**　橈骨の中央部で、**円回内筋**➡P110、**浅指屈筋**➡P112、**回外筋**➡P118、**長母指屈筋**➡P114などが付着する。

●**茎状突起《けいじょうとっき》**　遠位端外側にある小さな突起で、**腕橈骨筋**➡P122の停止が付着する。

●**尺骨切痕《しゃっこつせっこん》**　遠位端にあり、尺骨と関節（**下橈尺関節**➡P194）する。

●尺骨《しゃっこつ》【ulna】

●**肘頭《ちゅうとう》**　近位端に突出した鈎状の構造で、**上腕三頭筋**➡P106が停止する。

●**回外筋稜《かいがいきんりょう》**　尺骨後面上部にあり、**回外筋深頭**➡P118が付着する

●**滑車切痕《かっしゃせっこん》**　上腕骨滑車➡P50と関節（**腕尺関節**➡P192）する。

●**鈎状突起《こうじょうとっき》**　近位端前面にある鈎状の突起。

●**橈骨切痕《とうこつせっこん》**　近位端外側にあり、橈骨関節環状面と関節（**上橈尺関節**➡P192）する。

●**尺骨粗面《しゃっこつそめん》**　上部前面にあり、**上腕筋**➡P104が停止する。

●**尺骨体《しゃっこつたい》**　尺骨の中央部で、前面には**円回内筋**➡P110（尺骨頭）、**深指屈筋**➡P114、**方形回内筋**➡P114が、後面には**長母指伸筋**➡P118、**長母指外転筋**➡P118、**示指伸筋**➡P122、**尺側手根伸筋**➡P116などが付着する。

●**尺骨頭《しゃっこつとう》**　遠位端にあり、橈骨、三角骨➡P84と関節（**下橈尺関節**➡P194、**橈骨手根関節**➡P194）する。

上《じょう》腕《わん》骨《こつ》(起《き》始《し》・停《てい》止《し》)

※赤色は筋の起始、青色は筋の停止を表す。

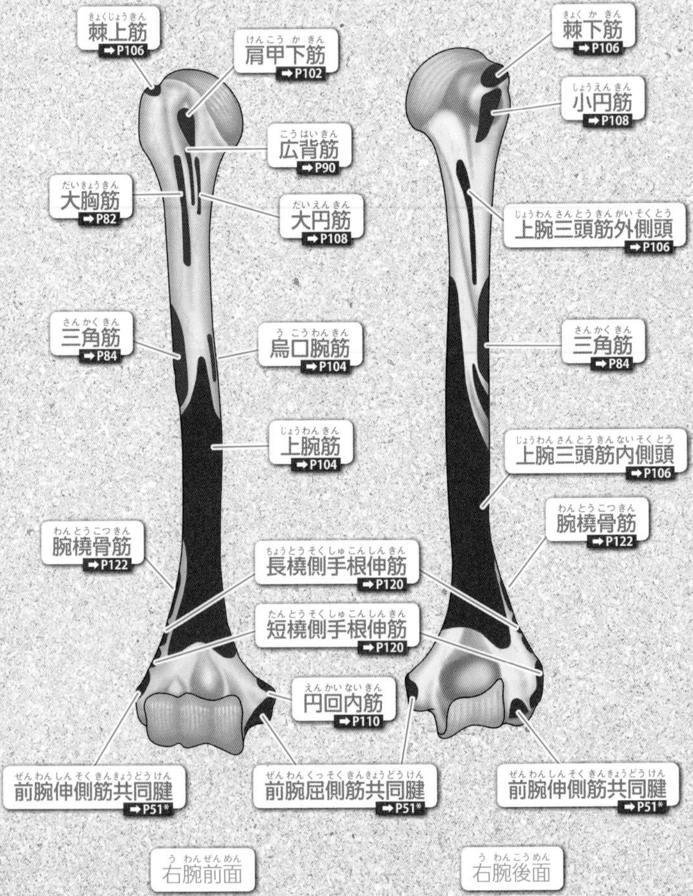

前腕骨《ぜんわんこつ》（起始《きし》・停止《ていし》）

※赤色は筋の起始、青色は筋の停止を表す。

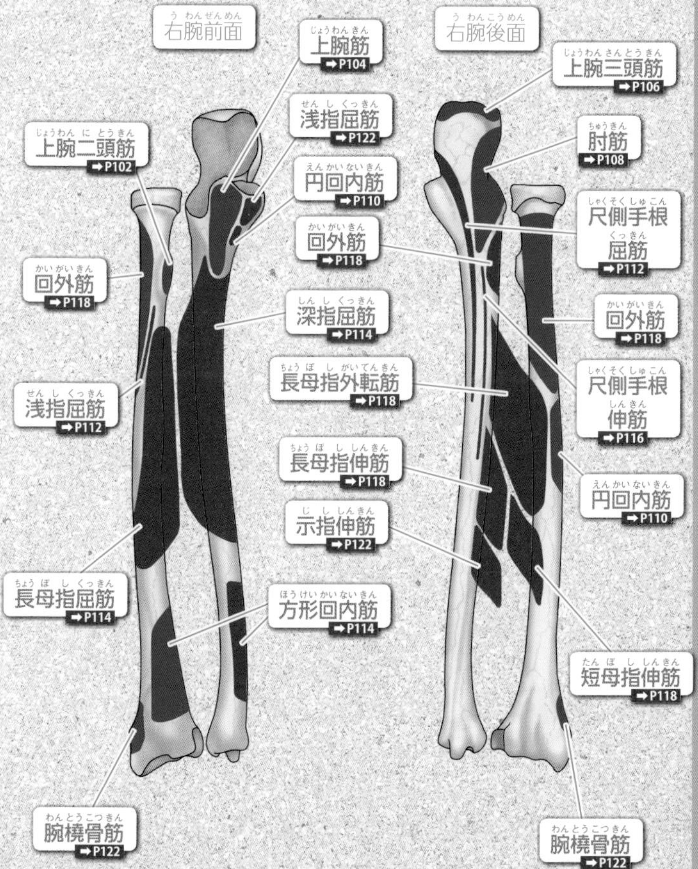

手《て》の骨《ほね》【hand bones】

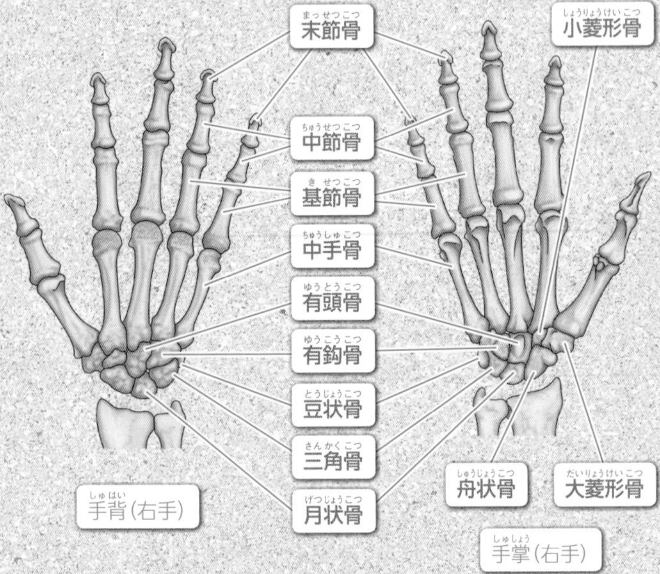

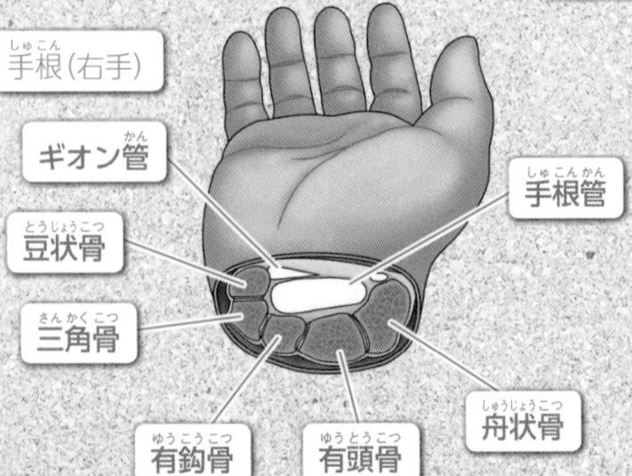

近《きん》位《い》手《しゅ》根《こん》骨《こつ》【proximal carpal bones】

- **舟《しゅう》状《じょう》骨《こつ》**　近位母指側に位置する。
  ＊舟状骨結節《しゅうじょうこつけっせつ》：屈筋支帯が付着する部位。

- **月《げつ》状《じょう》骨《こつ》**　近位側中位に位置する。

- **三《さん》角《かく》骨《こつ》**　近位小指側に位置する。

- **豆《とう》状《じょう》骨《こつ》**　三角骨の内側上部にある。

遠《えん》位《い》手《しゅ》根《こん》骨《こつ》【distal carpal bones】

- **大《だい》菱《りょう》形《けい》骨《こつ》**　遠位母指側に位置する。

- **小《しょう》菱《りょう》形《けい》骨《こつ》**　遠位示指側に位置する。

- **有《ゆう》頭《とう》骨《こつ》**　遠位中位に位置する。

- **有《ゆう》鉤《こう》骨《こつ》**　遠位小指側にある。
  ＊有鉤骨鉤《ゆうこうこつこう》：手根管の側壁を構成する。

中《ちゅう》手《しゅ》骨《こつ》【metacarpal bones】

- **中《ちゅう》手《しゅ》骨《こつ》**　中手骨頭（遠位端）、中手骨底（近位端）、中手骨体に区分される。母指中手骨頭には種子骨が付着する。

指《し》骨《こつ》【phalangeal bone】

- **指《し》骨《こつ》**　基節骨、中節骨、末節骨で構成される。母指のみ基節骨と末節骨で構成される。

手《しゅ》根《こん》管《かん》【carpal tunnel】

- **手《しゅ》根《こん》管《かん》** ➡P113　手根部にあるトンネル構造。天蓋は屈筋支帯で覆われる。浅指屈筋腱➡P113、深指屈筋腱➡P113、長母指屈筋腱➡P113、正中神経➡P113が通る。

＊ギオン管《かん》：尺骨神経が通る。

手《て》の骨《ほね》(起《き》始《し》・停《てい》止《し》)①

※赤色は筋の起始、青色は筋の停止を表す。

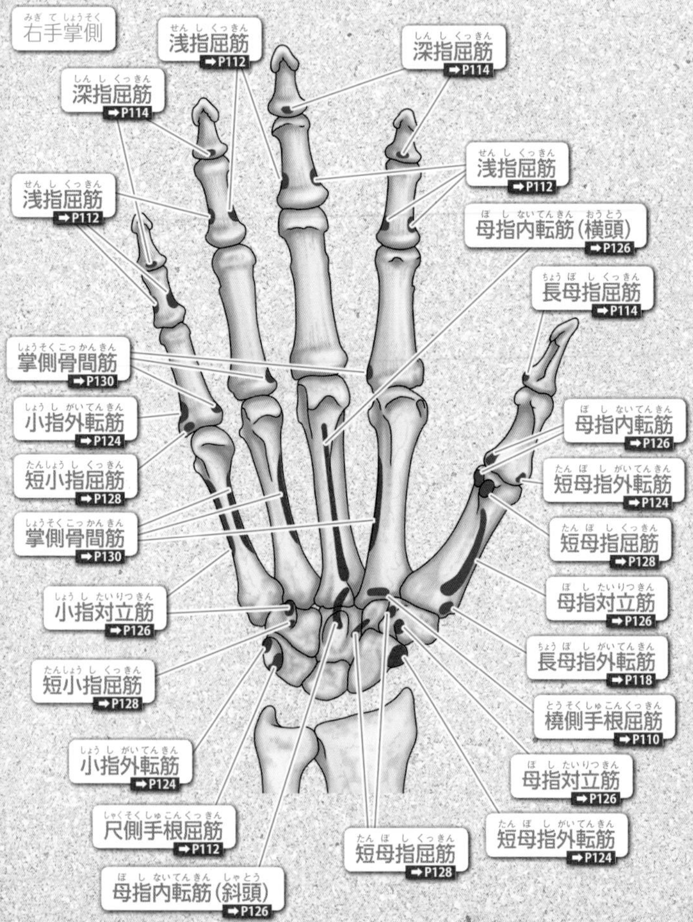

手《て》の骨《ほね》(起《き》始《し》・停《てい》止《し》)②

※赤色は筋の起始、青色は筋の停止を表す。

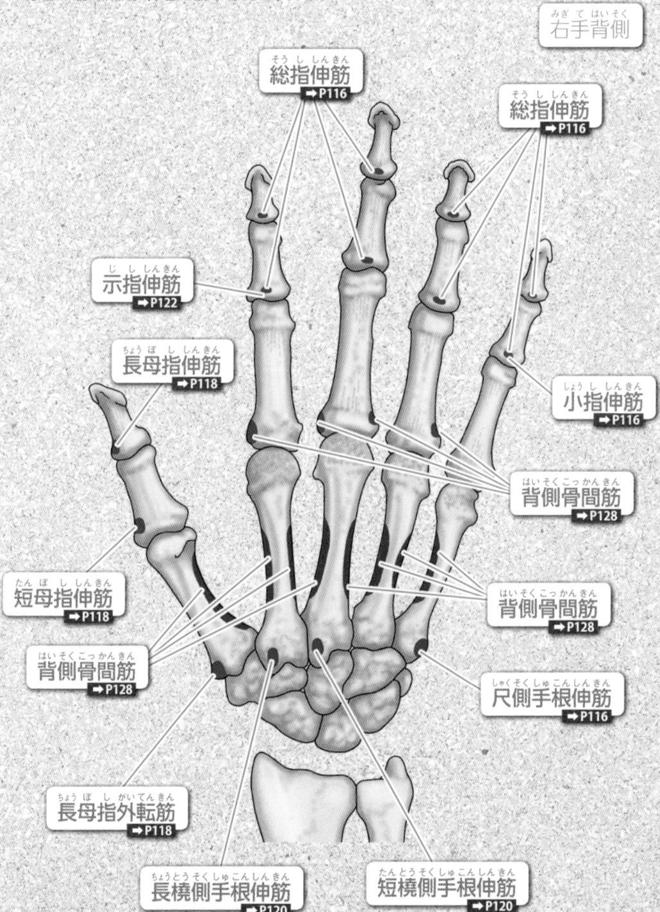

寛骨《かんこつ》*（内側面《ないそくめん》）【coxal bone】

＊寛骨は、腸骨、恥骨、坐骨が結合して形成される。

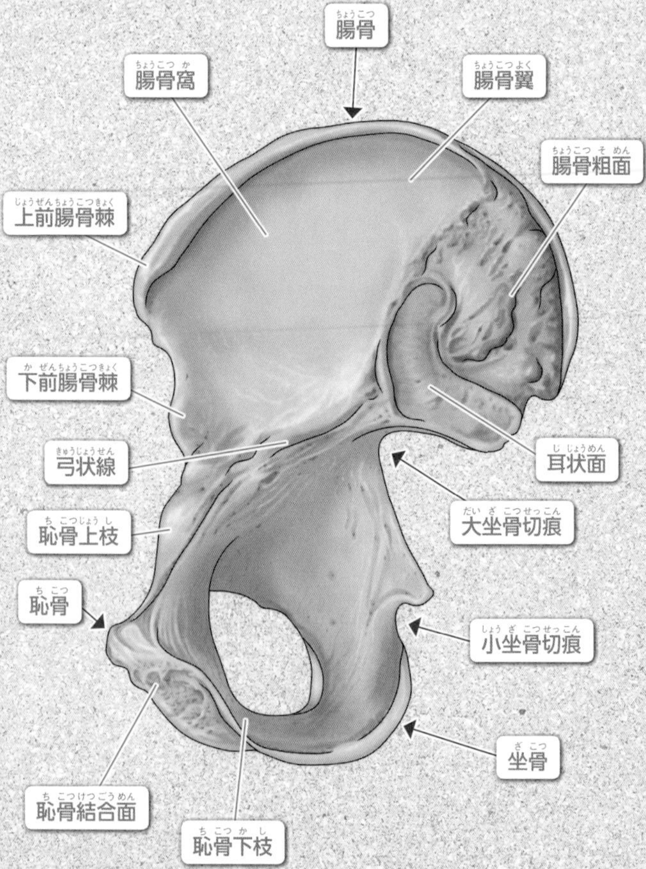

● **腸《ちょう》骨《こつ》翼《よく》** 寛骨上部にある扇状に広がる部分。

● **腸《ちょう》骨《こつ》稜《りょう》** ➡P62 寛骨の上縁。外側唇、中間唇、内側唇に区分される。**外・内腹斜筋**➡P86、**腹横筋**➡P86、**腰方形筋**➡P98などの起始が付着する。

● **腸《ちょう》骨《こつ》窩《か》** 腸骨内面の大きな窪みで、**腸骨筋**➡P132の起始が付着する。

● **上《じょう》前《ぜん》腸《ちょう》骨《こつ》棘《きょく》** 腸骨稜前端の突出した部位で、**大腿筋膜張筋**➡P88、**縫工筋**➡P132の起始が付着する。

● **下《か》前《ぜん》腸《ちょう》骨《こつ》棘《きょく》** **大腿直筋**➡P133の起始、及び**腸骨大腿靭帯**➡P200が付着する。

● **腸《ちょう》骨《こつ》粗《そ》面《めん》** 腸骨の内側後面部で、**脊柱起立筋**➡P95が付着する。

● **耳《じ》状《じょう》面《めん》** 仙骨耳状面➡P38と関節（**仙腸関節**➡P200）する。

● **弓《きゅう》状《じょう》線《せん》** 寛骨中央にある低い隆起で、**分界線**➡P78を形成。

● **恥《ち》骨《こつ》上《じょう》枝《し》** 恥骨結合➡P78と腸骨を結ぶ部位で、**恥骨筋**➡P138、**長内転筋**➡P142の起始が付着する。

● **恥《ち》骨《こつ》下《か》枝《し》** 恥骨結合➡P78と坐骨を結ぶ部位で、**薄筋**➡P142、**短内転筋**➡P142の起始が付着する。

● **坐《ざ》骨《こつ》棘《きょく》** ➡P62 坐骨後面のある突起で、**仙棘靭帯**➡P200が付着する。

● **大《だい》坐《ざ》骨《こつ》切《せっ》痕《こん》** 後部にある大きな切込みで、大坐骨孔を形成する。

● **小《しょう》坐《ざ》骨《こつ》切《せっ》痕《こん》** 後部にある大きな切込みで、小坐骨孔を形成する。

寛《かん》骨《こつ》（外《がい》側《そく》面《めん》）【coxal bone】

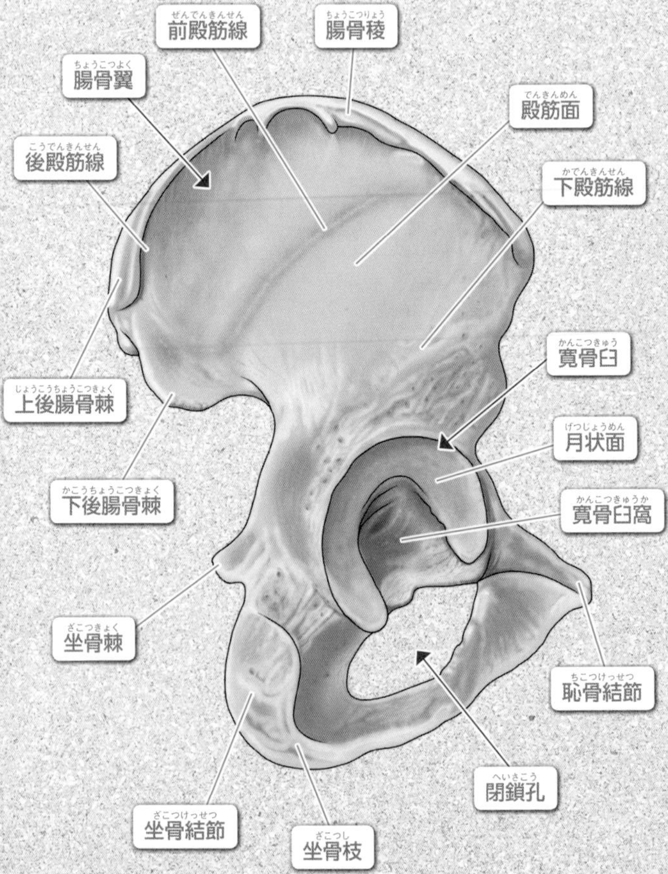

- **寛《かん》骨《こつ》臼《きゅう》**　中央下部にある大きな窪みで、大腿骨頭と**股関節**➡P66を形成。➡P200
  - ＊寛《かん》骨《こつ》臼《きゅう》窩《か》:寛骨臼の中央にあり、**大腿骨頭靭帯**➡P201が付着する。
  - ＊月《げつ》状《じょう》面《めん》:寛骨臼の内面で、軟骨で埋められる。
- **前《ぜん》殿《でん》筋《きん》線《せん》**　腸骨翼の中央にある低い稜線で、**中殿筋**➡P134の起始が付着。
- **殿《でん》筋《きん》面《めん》**　腸骨翼の外表面にあたる広い部分で、**中殿筋**➡P134や**小殿筋**➡P136の起始となる。
- **後《こう》殿《でん》筋《きん》線《せん》**　腸骨翼後部にあり、**大殿筋**➡P134の起始の一部が付着する。
- **下《か》殿《でん》筋《きん》線《せん》**　腸骨翼下部にあり、**小殿筋**➡P136の起始が付着する。
- **恥《ち》骨《こつ》結《けっ》節《せつ》**　前面上部の小さな突起。**腹直筋**➡P86の起始が付着する。
- **上《じょう》後《こう》腸《ちょう》骨《こつ》棘《きょく》**　腸骨稜の後端で、**大殿筋**➡P134、**脊柱起立筋**➡P95が付着する。
- **下《か》後《こう》腸《ちょう》骨《こつ》棘《きょく》**　上後腸骨棘の下方にあり、**梨状筋**➡P136が付着する。
- **坐《ざ》骨《こつ》枝《し》**　外側縁には**大内転筋**➡P142、内側縁には**骨盤底筋**➡P180が付着する。
- **坐《ざ》骨《こつ》結《けっ》節《せつ》**　坐骨下端にある大きな結節で、**大内転筋**➡P142、**大腿二頭筋長頭**➡P140、**半腱様筋**➡P140、**半膜様筋**➡P140、**大腿方形筋**➡P134の起始が付着する。
- **閉《へい》鎖《さ》孔《こう》**　寛骨下部にある大きな孔で、閉鎖膜➡P139に覆われる。外側縁に**外閉鎖筋**➡P138、内側縁には**内閉鎖筋**➡P136が付着する。
  - ＊閉《へい》鎖《さ》管《かん》:閉鎖膜にある孔で、**閉鎖神経**、動脈、静脈が通る。

寛《かん》骨《こつ》(起《き》始《し》・停《てい》止《し》)①

※赤色は筋の起始、青色は筋の停止を表す。

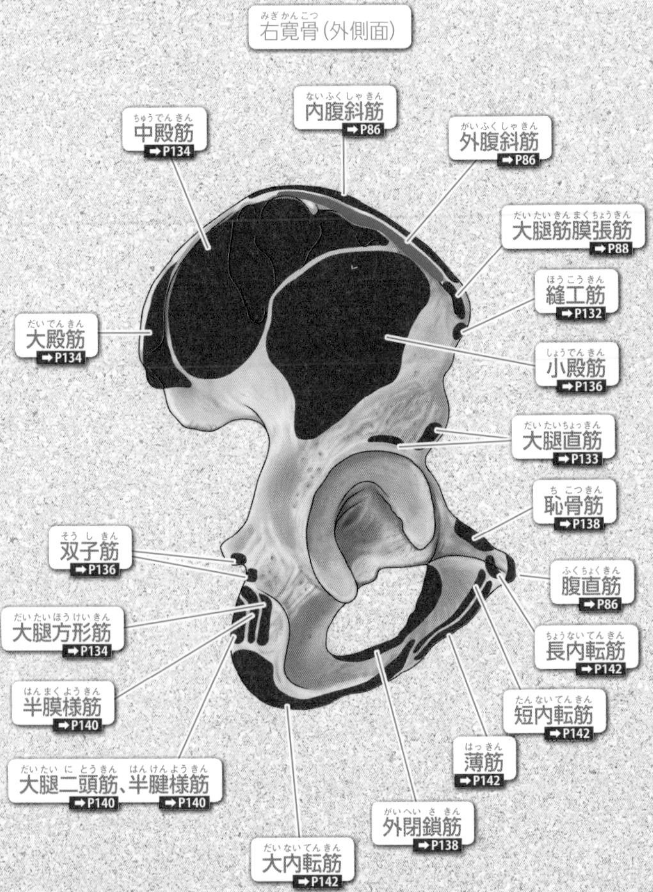

寛《かん》骨《こつ》(起《き》始《し》・停《てい》止《し》)②

※赤色は筋の起始、青色は筋の停止を表す。

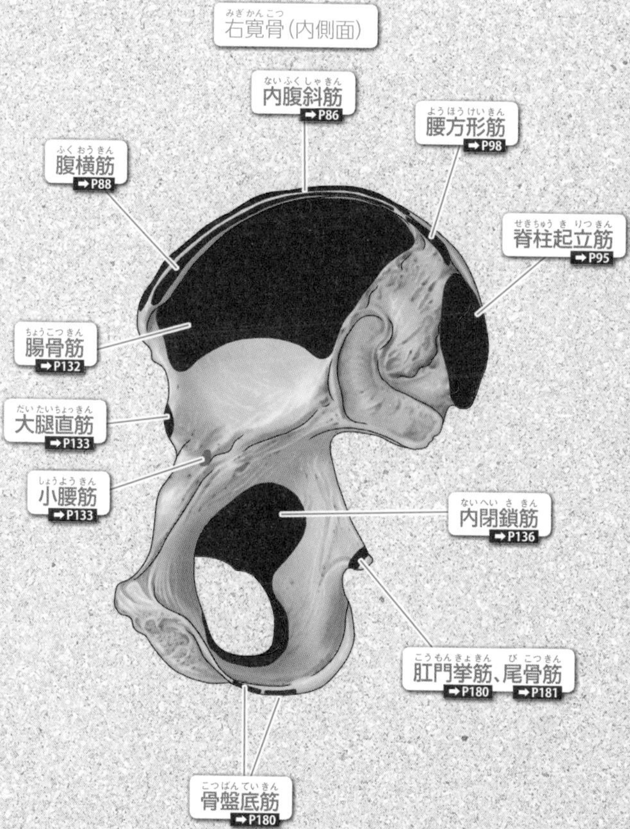

大腿骨《だいたいこつ》【femur】

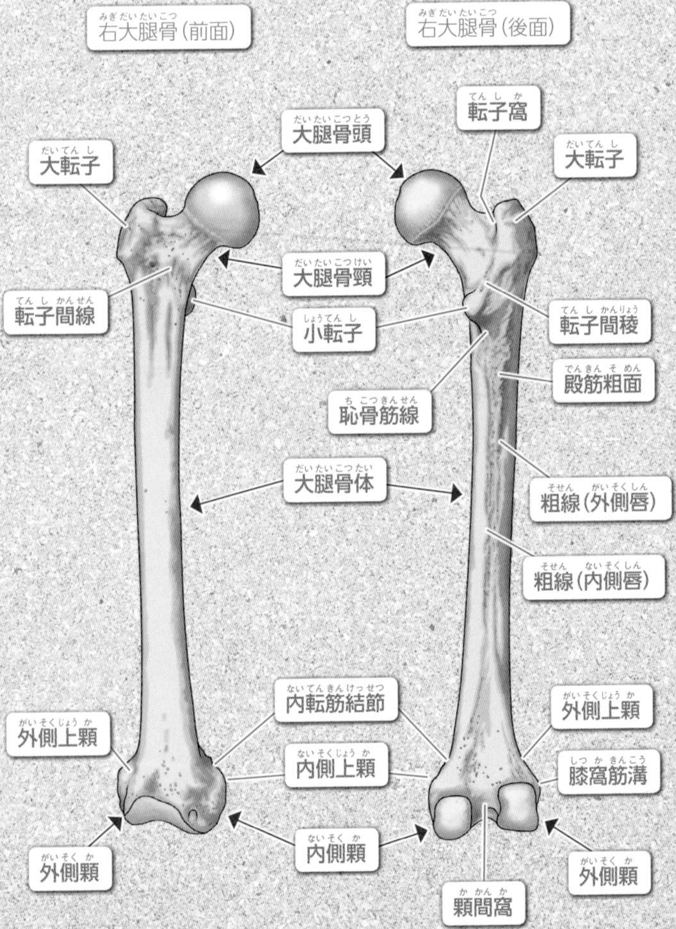

- **大腿骨頭**《だいたいこつとう》　大腿骨上端にある球状構造で、寛骨臼 ➡P62 と関節（**股関節** ➡P200）する。
- **大腿骨頸**《だいたいこつけい》　大腿骨頭の基部にある。骨折の好発部位。
- **大腿骨体**《だいたいこつたい》　大腿骨の中央部。**中間広筋** ➡P133 が付着する。
- **大転子**《だいてんし》　近位端外側の隆起で、**中殿筋** ➡P134、**小殿筋** ➡P136、**梨状筋** ➡P136 の停止が付着する。
- **小転子**《しょうてんし》　近位端内側にあり、**腸腰筋** ➡P132 が停止する。
- **転子間稜**《てんしかんりょう》　近位端後面の転子間にあり、**大腿方形筋** ➡P134 が停止する。
- **転子間線**《てんしかんせん》　近位端前面の大転子と小転子の間。
- **転子窩**《てんしか》　大転子の後面にあり、**内閉鎖筋** ➡P136、**双子筋** ➡P136 が停止する。
- **恥骨筋線**《ちこつきんせん》　上部後面小転子下部にあり、**恥骨筋** ➡P66 が付着する。
- **殿筋粗面**《でんきんそめん》　後面外側にあり、**大殿筋** ➡P134 が停止する。
- **粗線**《そせん》　体部後面を縦に走る線で、外側唇と内側唇に区分される。内側唇には**内転筋群** ➡P142、外側唇には**大腿二頭筋短頭** ➡P140 が付着する。
- **外側顆**《がいそくか》　遠位端外側にある膨らみで、脛骨外側顆 ➡P68 と関節（**膝関節** ➡P204）する。
- **外側上顆**《がいそくじょうか》　外側顆の外上方にある。**腓腹筋外側頭** ➡P148 が起始する。

　*膝窩筋溝《しつかきんこう》:後面下部にあり、**膝窩筋** ➡P150 が起始する。

- **内側顆**《ないそくか》　遠位端内側にある膨らみで、脛骨内側顆 ➡P68 と関節（**膝関節** ➡P204）する。
- **内側上顆**《ないそくじょうか》　内側顆の外上方にある。**腓腹筋内側頭** ➡P148 が起始する。
- **顆間窩**《かかんか》　外側顆と内側顆の間の大きな窪み。
- **内転筋結節**《ないてんきんけっせつ》　内側上顆にある小さな突起で、**大内転筋** ➡P142 の一部が停止。

脛骨《けいこつ》・腓骨《ひこつ》・膝蓋骨《しつがいこつ》【tibia, fibula, & patella】

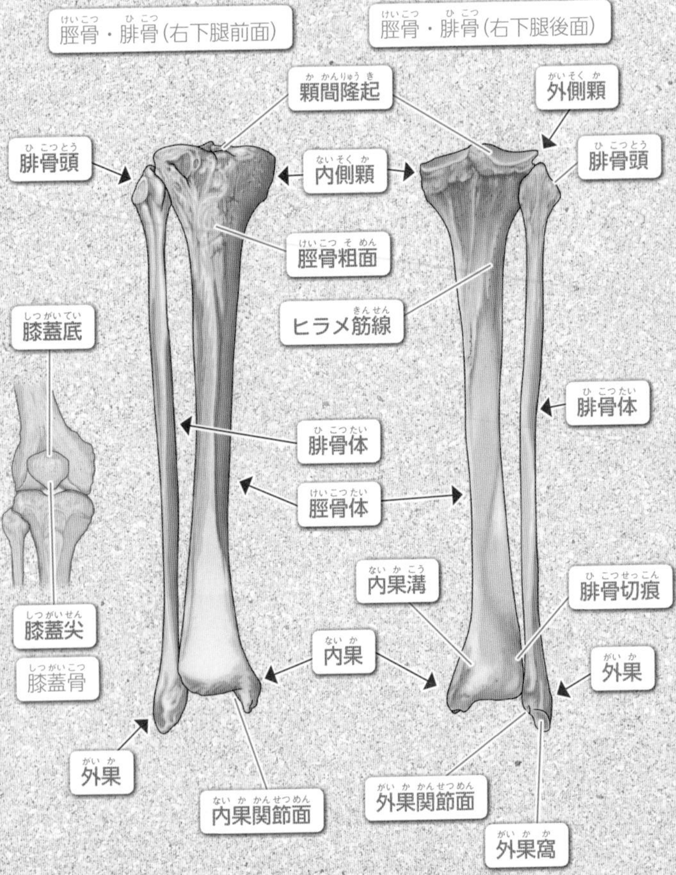

●脛《けい》骨《こつ》【tibia】

- **外《がい》側《そく》顆《か》**　近位端上部にあり、上面は大腿骨外側顆➡P66と関節する。
- **内《ない》側《そく》顆《か》**　近位端上部にあり、上面は大腿骨内側顆➡P66と関節する。
- **顆《か》間《かん》隆《りゅう》起《き》**　近位端上面にある突起で、前・後の顆間区を隔てる。
- **脛《けい》骨《こつ》粗《そ》面《めん》**　近位端前面にある粗面で、**膝蓋腱**が付着する。
- **脛《けい》骨《こつ》体《たい》**　脛骨の中央部で、外側には**前脛骨筋**➡P144、**後脛骨筋**➡P150が起始し、内側上部には**半腱様筋**➡P140、**縫工筋**➡P132、**薄筋**➡P142、**半膜様筋**➡P140などが停止、後面には**ヒラメ筋**➡P148、**長趾屈筋**➡P150が付着する。
- **ヒラメ筋《きん》線《せん》**　脛骨体後面上部にあり、**ヒラメ筋**➡P148が起始する。
- **内《ない》果《か》**　遠位端内側にある大きな膨らみ（うちくるぶし）。
- **内《ない》果《か》溝《こう》**　内果後面にある溝で、**後脛骨筋腱**が通る。
- **腓《ひ》骨《こつ》切《せっ》痕《こん》**　遠位端外側にある窪みで、腓骨と関節（**下脛腓関節**）する。
- **内《ない》果《か》関《かん》節《せつ》面《めん》**　遠位端内側にあり、距骨➡P72と関節する。

●腓《ひ》骨《こつ》【fibula】

- **腓《ひ》骨《こつ》頭《とう》**　腓骨近位端で、脛骨外側顆の下面と関節（**上脛腓関節**）する。
- **外《がい》果《か》**　遠位端にある膨らみ（そとくるぶし）。
- **外《がい》果《か》窩《か》**　外果後面にある窪みで、後距腓靭帯が起こる。
- **腓《ひ》骨《こつ》体《たい》**　腓骨の中央部で、**長腓骨筋**➡P146、**短腓骨筋**➡P146、**長母趾屈筋**➡P150、**長母趾伸筋**➡P144、**長趾伸筋**➡P144の起始が付着する。
- **外《がい》果《か》関《かん》節《せつ》面《めん》**　遠位端の関節面で、距骨滑車➡P74と関節（**距腿関節**➡P206）する。

●膝《しつ》蓋《がい》骨《こつ》【patella】

膝蓋骨は、膝関節➡P202内にある種子骨の一つ。

大腿骨《だいたいこつ》（起始《きし》・停止《ていし》）

※赤色は筋の起始、青色は筋の停止を表す。

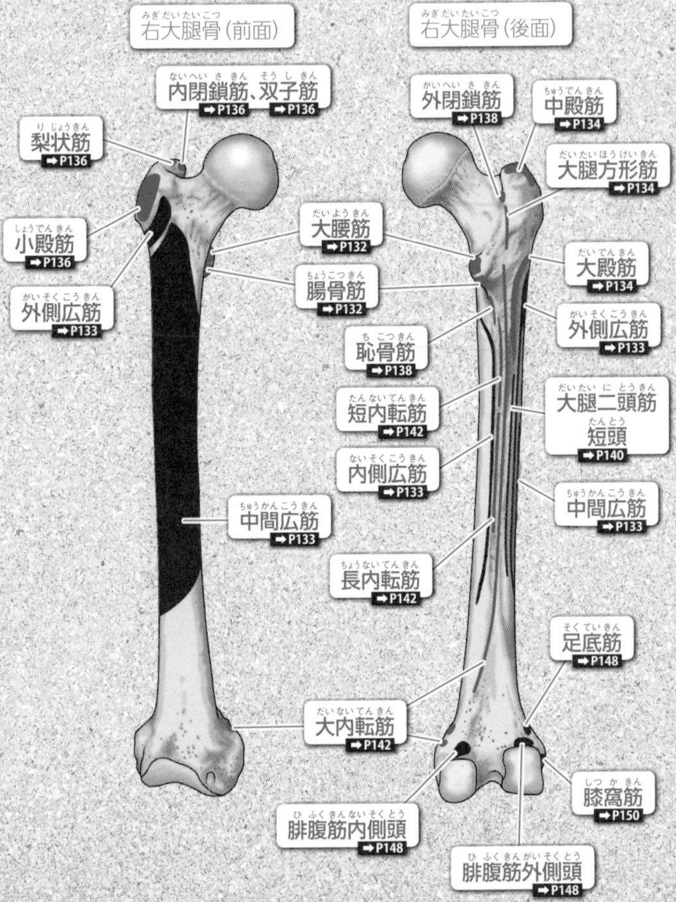

脛骨《けいこつ》・腓骨《ひこつ》(起始《きし》・停止《ていし》)

※赤色は筋の起始、青色は筋の停止を表す。

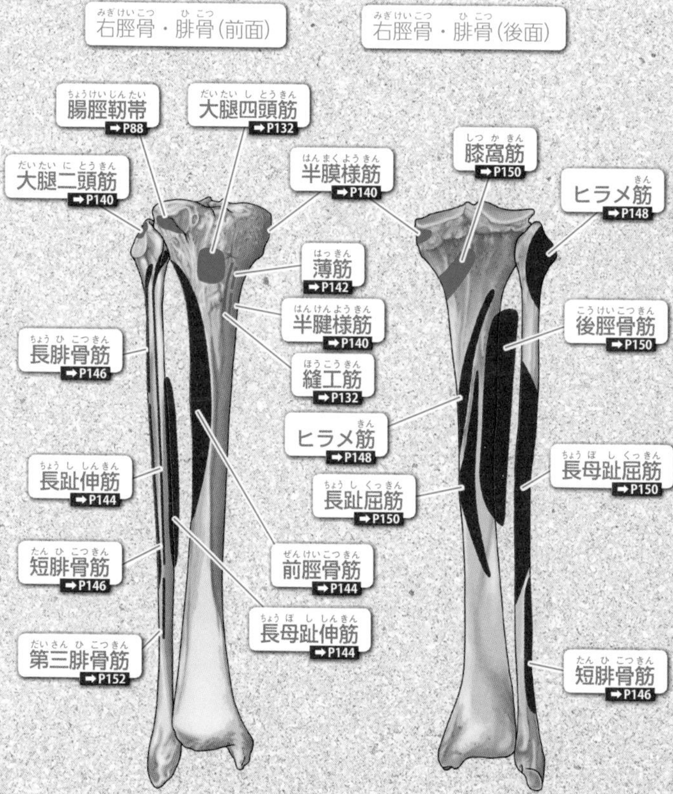

足根骨《そっこんこつ》* 【tarsus】

＊足根骨は、距骨、踵骨、立方骨、舟状骨および3つの楔状骨で構成される。

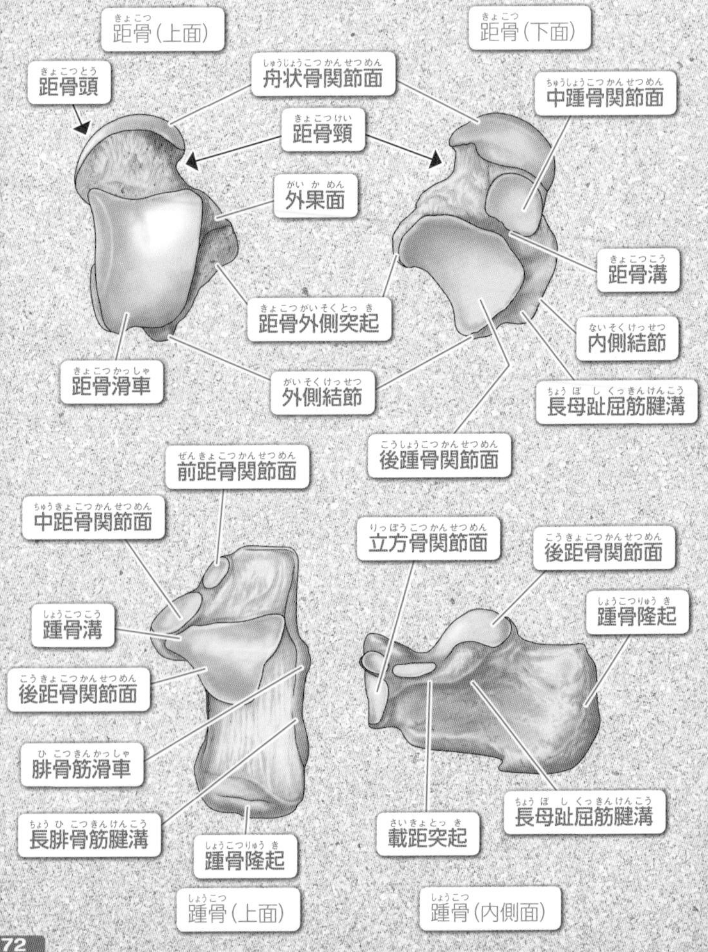

●距《きょ》骨《こつ》【talus】

●**距《きょ》骨《こつ》滑《かっ》車《しゃ》**　距骨上部にあり、脛骨➡P68と**距腿関節**➡P206を形成する。

●**距《きょ》骨《こつ》頭《とう》**　距骨の前端で、舟状骨➡P74および踵骨と関節（**距踵舟関節**➡P206）。舟状骨関節面、前踵骨関節面、中踵骨関節面が存在する。

●**距《きょ》骨《こつ》頸《けい》**　距骨頭の後部のくびれた部分

●**距《きょ》骨《こつ》溝《こう》**　距骨➡P68下面にある溝で、踵骨溝と**足根洞**を形成する。

●**外《がい》果《か》面《めん》**　腓骨外果と関節（**距腓関節**）する。

●**外《がい》側《そく》結《けっ》節《せつ》**　距骨後端（後距骨突起）の一部で、靭帯が付着する。

●踵《しょう》骨《こつ》【calcaneus】

●**踵《しょう》骨《こつ》隆《りゅう》起《き》**　踵骨の後端で、いわゆる「かかと」。上部には**踵骨腱（アキレス腱）**が付着する。

●**腓《ひ》骨《こつ》筋《きん》滑《かっ》車《しゃ》**　外側面にあり、**長腓骨筋腱**➡P146が回り込む。

●**長《ちょう》腓《ひ》骨《こつ》筋《きん》腱《けん》溝《こう》**　外側面、腓骨筋滑車➡P72のやや下方にある。

●**載《さい》距《きょ》突《とっ》起《き》**　内側前面にある突起で、下面に長母趾屈筋腱溝➡P74がある。

●**距《きょ》骨《こつ》関《かん》節《せつ》面《めん》（前・中・後）***　距骨との関節面。

＊前・中は距踵舟関節➡P206、後は距骨下関節➡P206。

●**立《りっ》方《ぽう》骨《こつ》関《かん》節《せつ》面《めん》**　踵骨の前端にあり、立方骨と関節（**踵立方関節**➡P206）する。

●**踵《しょう》骨《こつ》溝《こう》**　踵骨の上面にある溝で、距骨溝と足根洞を形成する。

●**長《ちょう》母《ぼ》趾《し》屈《くっ》筋《きん》腱《けん》溝《こう》**　踵骨と立方骨にあり同名の腱が通る。

足《あし》の骨《ほね》【foot bones】

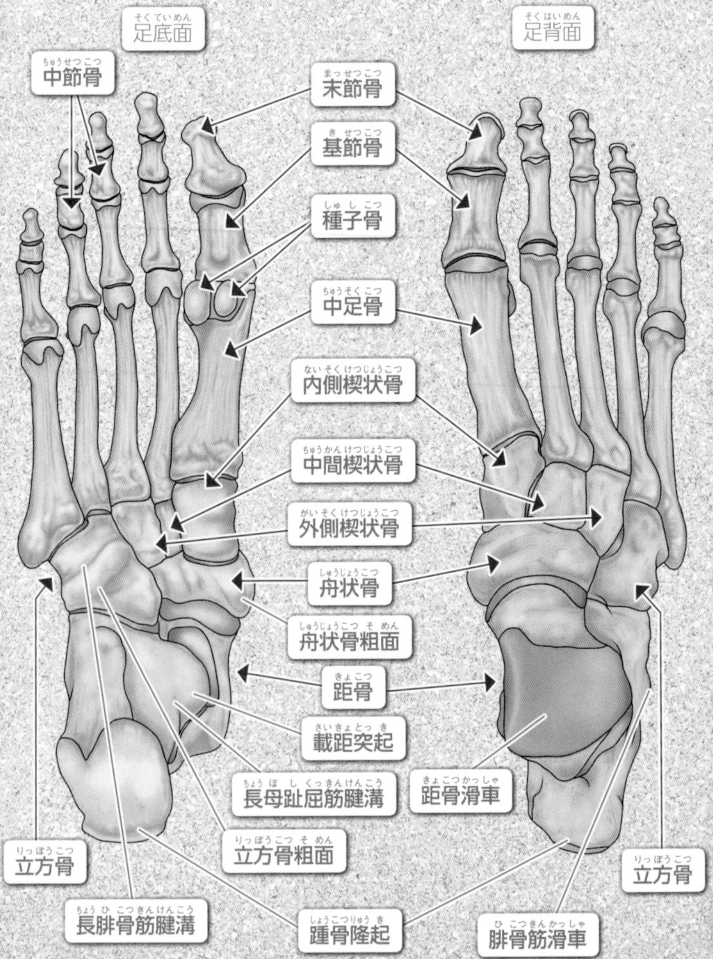

その他《た》の足根骨《そっこんこつ》【tarsus】

● **立方骨《りっぽうこつ》**　外側楔状骨の外側、踵骨と第4·5中足骨との間にある。

＊長腓骨筋腱溝《ちょうひこつきんけんこう》:底面にあり、同名の腱が走る。

＊立方骨粗面《りっぽうこつそめん》:長足底靭帯が付着する。

➡P208

● **舟状骨《しゅうじょうこつ》**　楔状骨と距骨の間にある。

＊舟状骨粗面《しゅうじょうこつそめん》：下面内側にあり、後脛骨筋が付着する。

➡P150

● **外側楔状骨《がいそくけつじょうこつ》**　3つある楔状骨*の一つで、第3趾を形成する。

● **中間楔状骨《ちゅうかんけつじょうこつ》**　3つある楔状骨*の一つで、第2趾を形成する。

● **内側楔状骨《ないそくけつじょうこつ》**　3つある楔状骨*の一つで、母趾を形成する。

＊楔状骨の底面には、前・後脛骨筋、長腓骨筋などが停止する。

➡P144　➡P150　➡P146

中足骨《ちゅうそくこつ》【metatarsus】

● **中足骨《ちゅうそくこつ》**　第1～5の5本存在する。頭・体・底に区分される。第1中足骨頭の下面には種子骨が存在する。

趾骨《しこつ》【phalanges of foot】

● **趾骨《しこつ》**　基節骨、中節骨、末節骨で構成される。ただし、母趾は基節骨と末節骨のみ。

足《あし》の骨《ほね》(起《き》始《し》・停《てい》止《し》)①

※赤色は筋の起始、青色は筋の停止を表す。

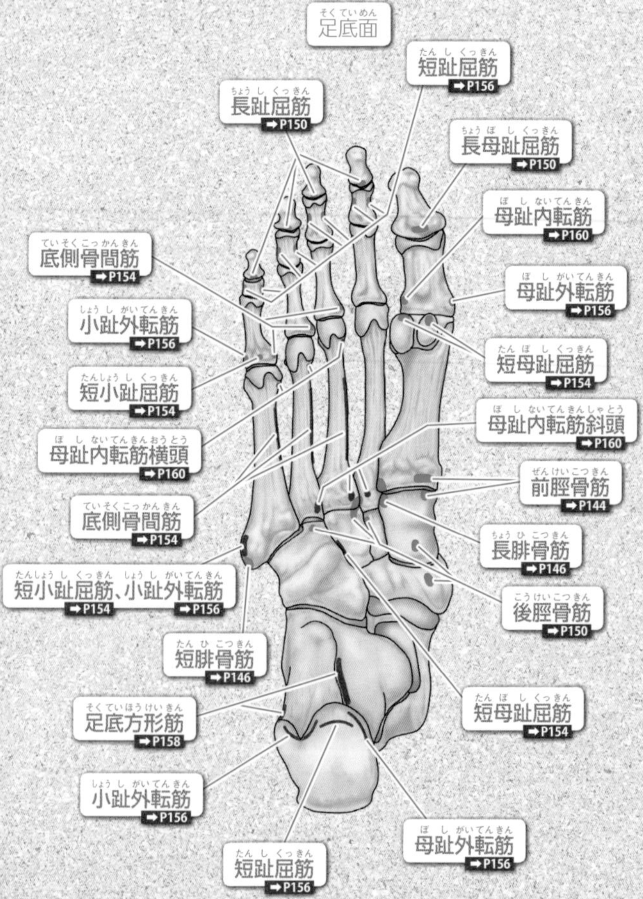

足《あし》の骨《ほね》(起始《きし》・停止《ていし》)②

※赤色は筋の起始、青色は筋の停止を表す。

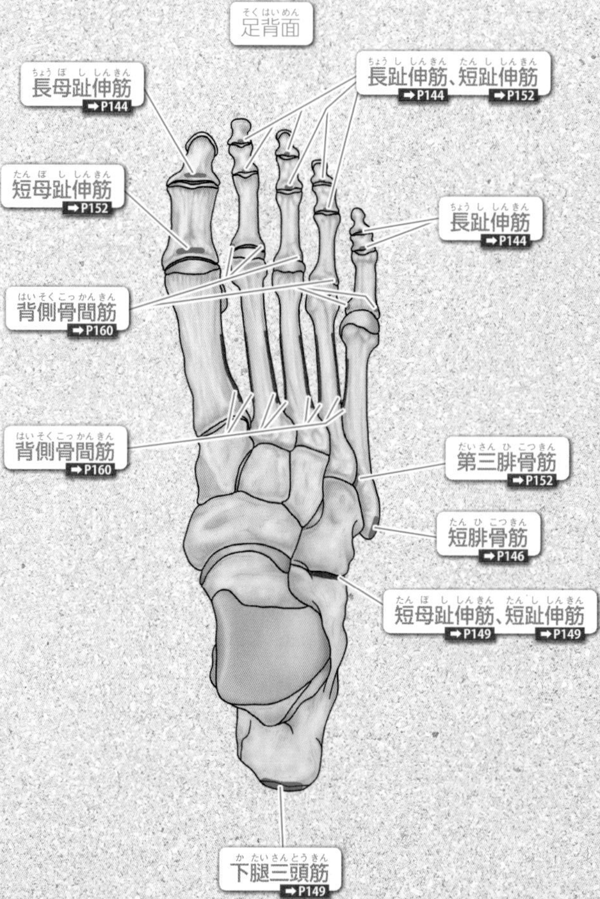

骨《こつ》盤《ばん》* 【pelvis】

＊骨盤は、仙骨と左右の寛骨で構成される。仙腸関節と恥骨結合で連結する。

男性骨盤《だんせいこつばん》

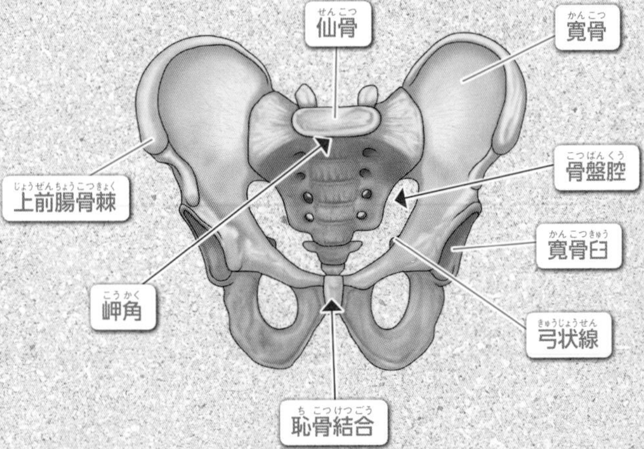

女性骨盤《じょせいこつばん》

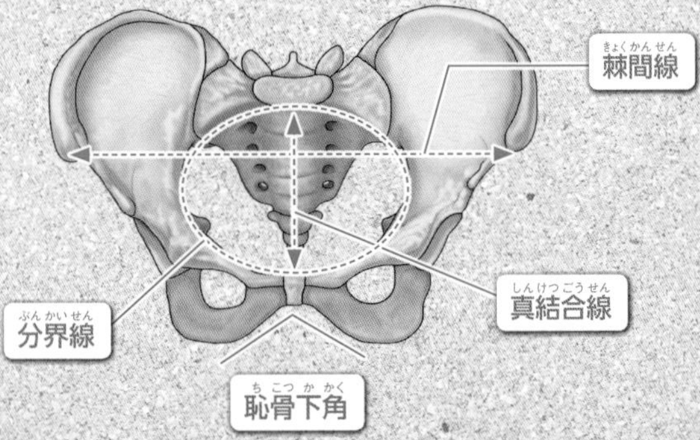

●骨《こつ》盤《ばん》【pelvis】

● **大《だい》骨《こつ》盤《ばん》** 腸骨翼に囲まれた分界線より上の領域で、腸を収める。

● **小《しょう》骨《こつ》盤《ばん》** 分界線より下の領域で、骨盤内臓を収める。

● **分《ぶん》界《かい》線《せん》** 岬角から弓状線、恥骨結合に至るライン。大骨盤と小骨盤の境界となる。

●骨《こつ》盤《ばん》計《けい》測《そく》【pelvimetry】

● **骨《こつ》盤《ばん》上《じょう》口《こう》** 分界線によって形成される小骨盤の入口。男性はハート形、女性は卵円形。

● **骨《こつ》盤《ばん》下《か》口《こう》** 恥骨結合下縁、坐骨棘➡P62、尾骨➡P38を結ぶライン。

● **真《しん》結《けつ》合《ごう》線《せん》** 岬角と恥骨結合後面を結ぶライン。日本女性の平均は12cmで、9cm以下は狭骨盤となる。

● **棘《きょく》間《かん》線《せん》** 左右の上前腸骨棘を結ぶライン。平均は23cm。

● **直《ちょく》結《けつ》合《ごう》線《せん》** 尾骨➡P38の下端と恥骨結合の下縁を結ぶライン。

● **恥《ち》骨《こつ》下《か》角《かく》** 左右の恥骨下枝によってできる角度。男性は鋭角で60°前後。女性は鈍角で90°あるいはそれ以上となる。

MEMO

第2章

筋肉

Muscle

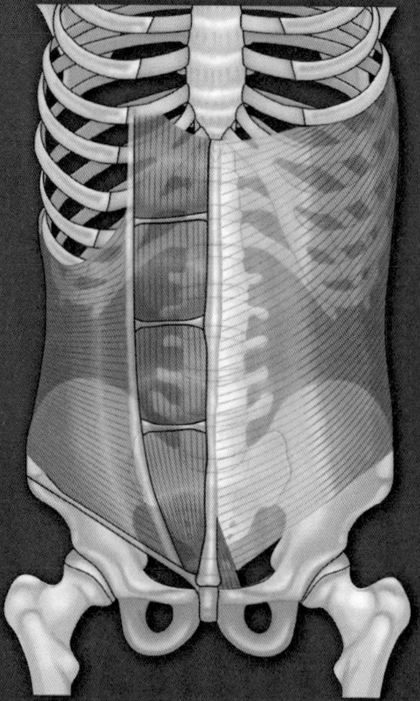

体幹《たいかん》の筋《きん》（胸部《きょうぶ》）①

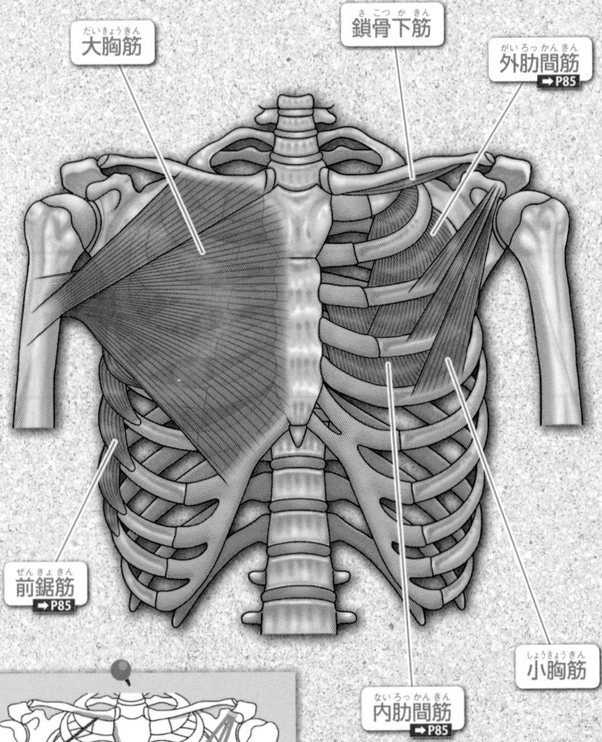

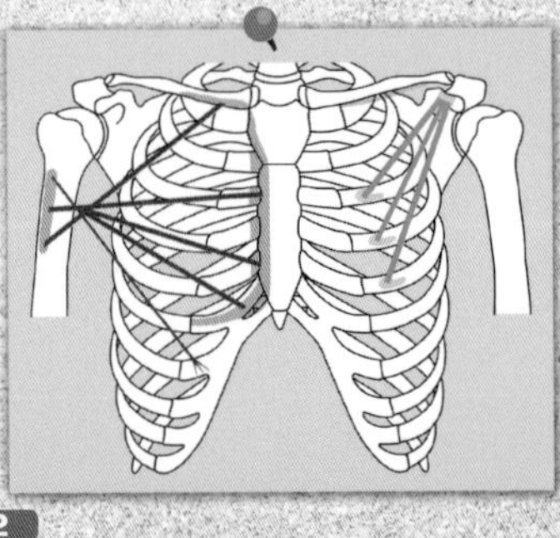

大胸筋《だいきょうきん》【pectoralis major muscle】

前胸壁にある扇形の筋で、**鎖骨部**、**胸肋部**、**腹部**に区分される。

起始 :鎖骨内側半分（鎖骨部）

:胸骨、第4-6肋軟骨（胸肋部）

:腹直筋鞘（腹部）

停止 :上腕骨大結節稜

➡P50

神経 :外側胸筋神経および内側胸筋神経（C5-T1）

作用 :上肢の内転、肩関節の屈曲・内旋、吸気補助

➡P188

小胸筋《しょうきょうきん》【pectoralis minor muscle】

大胸筋の下層で、3尖をもって肋骨から外上方に走行する。

起始 :第3-5肋骨前面

停止 :肩甲骨烏口突起

➡P44

神経 :外側胸筋神経および内側胸筋神経（C5-T1）

作用 :肩を内下方に引く（内旋）、胸郭の拡大（吸気補助）、肩甲骨の下方回旋

鎖骨下筋《さこつかきん》【subclavius muscle】

鎖骨の下縁に沿って走行する細長い筋。

起始 :第1肋軟骨（上縁）

停止 :鎖骨外側（下縁）

神経 :鎖骨下筋神経（C5-6）

作用 :鎖骨を前下方へ引く

胸骨筋《きょうこつきん》【sternalis muscle】

存在頻度の低い筋で、胸骨縁に沿って縦に走行する。

＊この筋は稀なので図に記載なし。

体《たい》幹《かん》の筋《きん》（胸《きょう》部《ぶ》）②

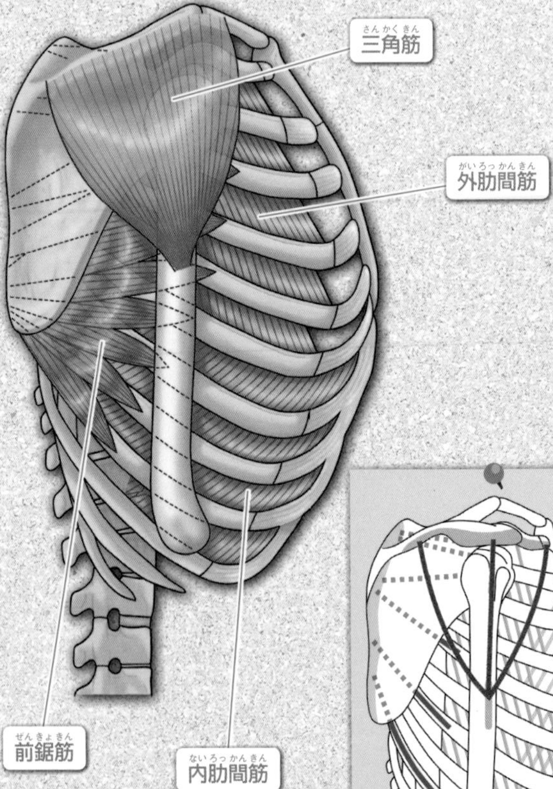

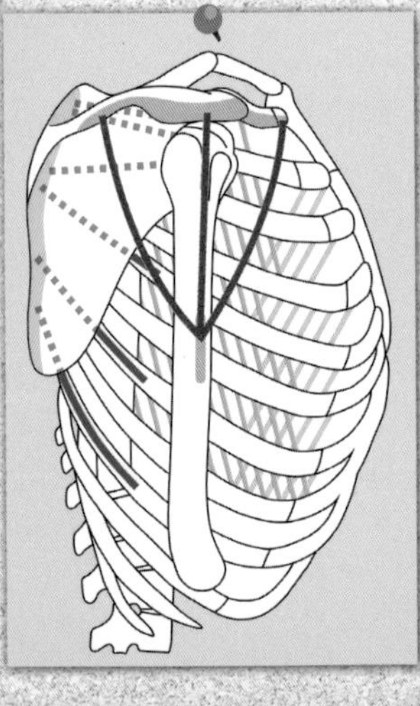

三角筋《さんかくきん》【deltoid muscle】

肩関節をおおう三角の筋。**鎖骨部**、**肩峰部**、**肩甲棘部**に区分される。

起始 :鎖骨外側3分の1(鎖骨部)

:肩峰(肩峰部)
➡P44

:肩甲棘(肩甲棘部)
➡P44

停止 :上腕骨三角筋粗面
➡P50

神経 :腋窩神経(C5-6)

作用 :肩関節の屈曲・内転・内旋(鎖骨部)
➡P188

:肩関節の外転(肩峰部)
➡P188

:肩関節の伸展・内転・外旋(肩甲棘部)
➡P188

前鋸筋《ぜんきょきん》【serratus anterior muscle】

胸部側面にある鋸状の筋で、肩甲胸郭関節の運動に関与する。
➡P188

起始 :第1-9肋骨外側面

停止 :肩甲骨内側縁(第1、2尖は上端、その他は中央から下端)

神経 :長胸神経(C5-7)

作用 :肩甲骨の上方回旋、呼吸補助

肋間筋《ろっかんきん》【external and internal intercostal muscles】

肋間に分布する筋で、**外肋間筋**および**内肋間筋**に区分される。

起始 :上位肋骨の下縁(外)、下位肋骨の上縁(内)

停止 :下位肋骨の上縁(内)、上位肋骨の下縁(外)

神経 :肋間神経(T1-11)

作用 :胸郭の拡大(外肋間筋)、胸郭の縮小(内肋間筋)

肋下筋《ろっかきん》【subcostale muscle】

内肋間筋に由来する筋で、1~2肋骨を越えて分布する。

*この筋は図に記載なし。

体《たい》幹《かん》の筋《きん》（腹《ふく》部《ぶ》）①

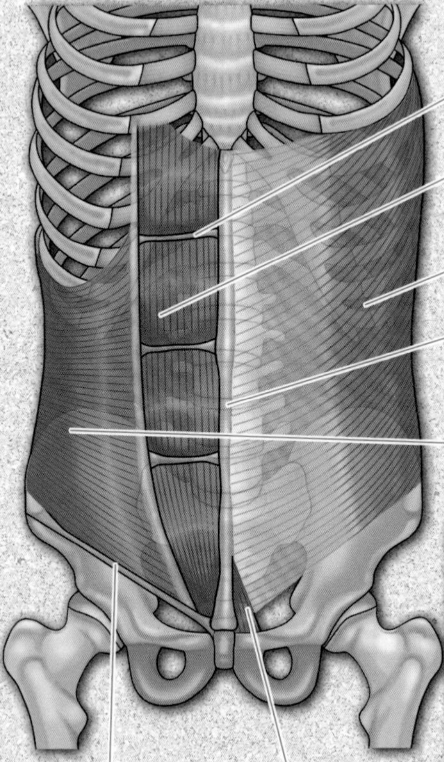

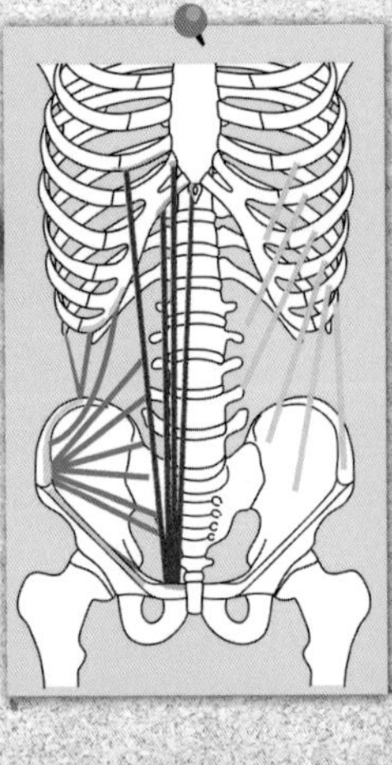

腹直筋《ふくちょくきん》【rectus abdominis muscle】

腹部前壁を縦に走行する。腹直筋鞘➡P89に包まれ、中間腱（腱画）をもつ多腹筋。

起始 ：恥骨結合➡P78上縁

停止 ：第5-7肋軟骨➡P40、剣状突起➡P40

神経 ：肋間神経（T5-12）

作用 ：体幹の前屈、腹圧の上昇、呼気補助

外腹斜筋《がいふくしゃきん》【abdominal external oblique muscle】

腹壁の外側部を走る側腹筋の一つ。筋線維の走向は内腹斜筋と逆。

起始 ：第5-12肋骨体外側面

停止 ：腹直筋鞘➡P89、腸骨稜➡P62前部

神経 ：肋間神経（T7-12）、腸骨下腹神経（L1）

作用 ：体幹の側屈・回旋・前屈（両側）、呼気補助

内腹斜筋《ないふくしゃきん》【abdominal internal oblique muscle】

外腹斜筋の内側にある。筋線維の走向は外腹斜筋と逆。

起始 ：胸腰筋膜➡P90、腸骨稜➡P62、鼡径靭帯

停止 ：第9-10肋骨、腹直筋鞘➡P89

神経 ：肋間神経（T10-12）、腸骨下腹神経、腸骨鼡径神経（L1-2）

作用 ：体幹の側屈・回旋、呼気補助

錐体筋《すいたいきん》【pyramidalis muscle】

腹部前面下端（白線と恥骨➡P60の間）にある小さな筋。

起始 ：恥骨稜

停止 ：白線

神経 ：肋下神経（T12）

作用 ：腹直筋鞘➡P89の緊張

体《たい》幹《かん》の筋《きん》（腹《ふく》部《ぶ》）②

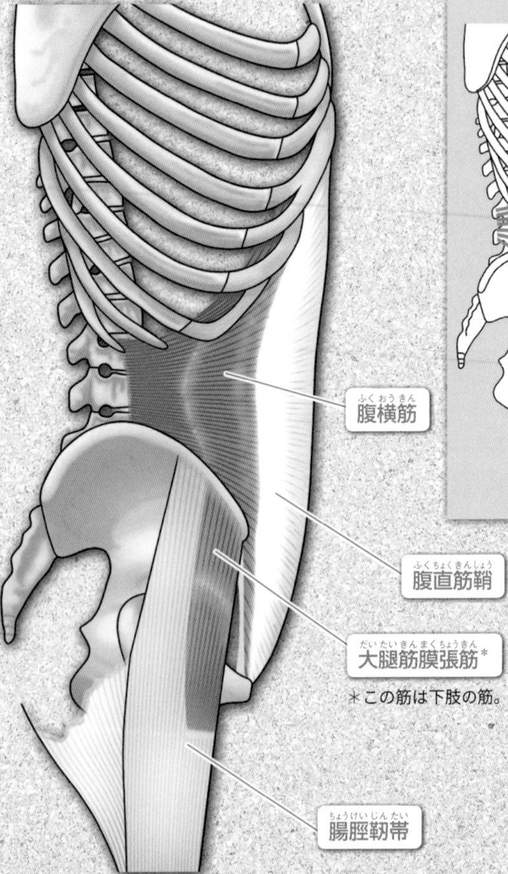

＊この筋は下肢の筋。

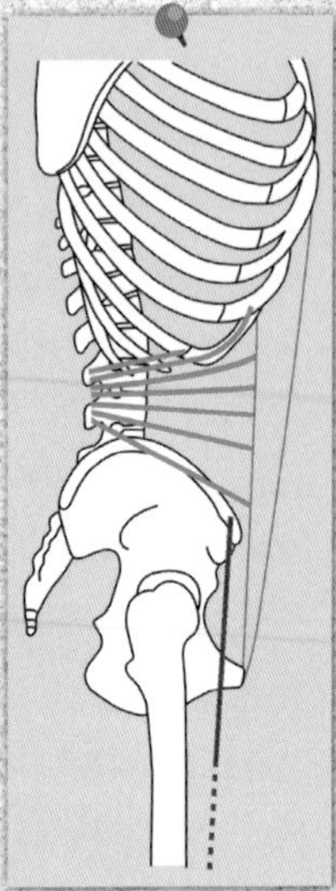

腹横筋《ふくおうきん》【transverse abdominal muscle】

腹壁の最深層にある筋。

起始 :下位肋骨、胸腰筋膜➡P90、腸骨稜➡P62

停止 :腹直筋鞘深葉

神経 :肋間神経、腸骨下腹神経、腸骨鼡径神経（T9-L2）

作用 :腹圧をかける、呼気補助

大腿筋膜張筋《だいたいきんまくちょうきん》【tensor fasciae latae muscle】

大腿上部の外側にある。

起始 :上前腸骨棘➡P60、腸骨稜前部➡P62

停止 :腸脛靭帯（脛骨頭外側）

神経 :上殿神経（L4-S1）

作用 :股関節➡P200の外転・屈曲、体幹の側屈（停止の固定）

腸脛靭帯《ちょうけいじんたい》【iliotibial tract】

大腿外側を縦に走行する厚い筋膜。腸骨稜➡P62前部に始まり、腓骨外側顆➡P68に終わる。下部は大腿筋膜と合流する。

腹直筋鞘《ふくちょくきんしょう》【vagina musculi recti abdominis】

腹直筋➡P86を包む腱膜。腹直筋の前後を覆い、正中線あたりで左右の腱膜が癒合し、白線➡P86を形成する。

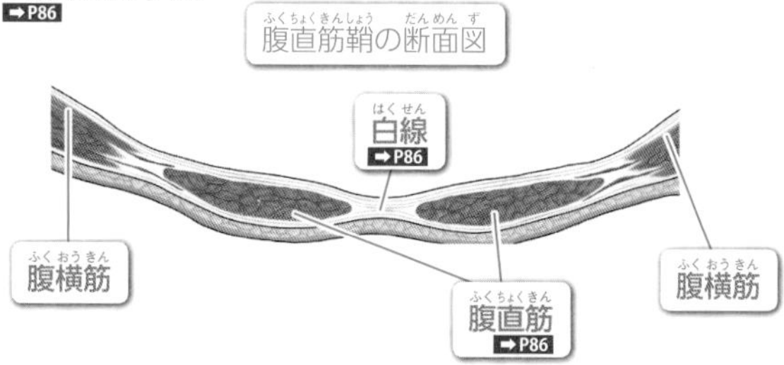

体《たい》幹《かん》の筋《きん》(背《はい》部《ぶ》)①

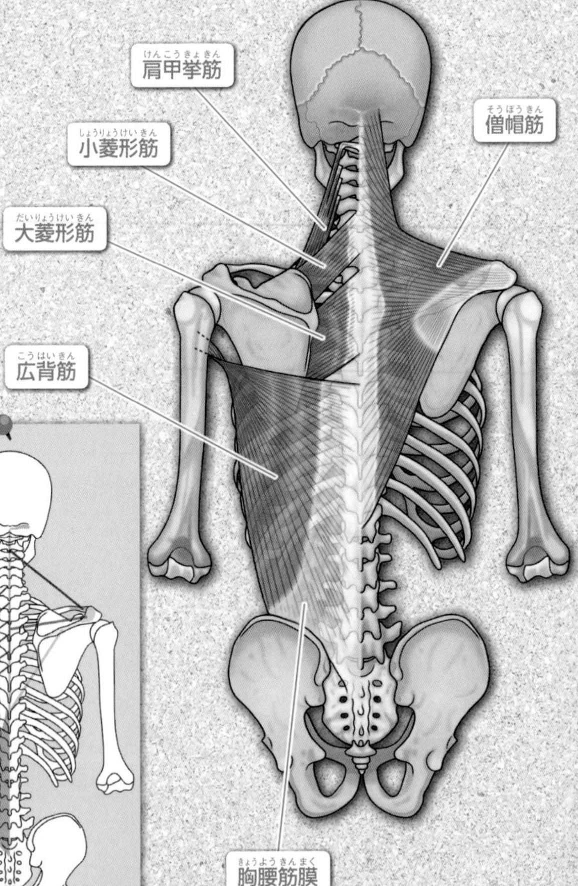

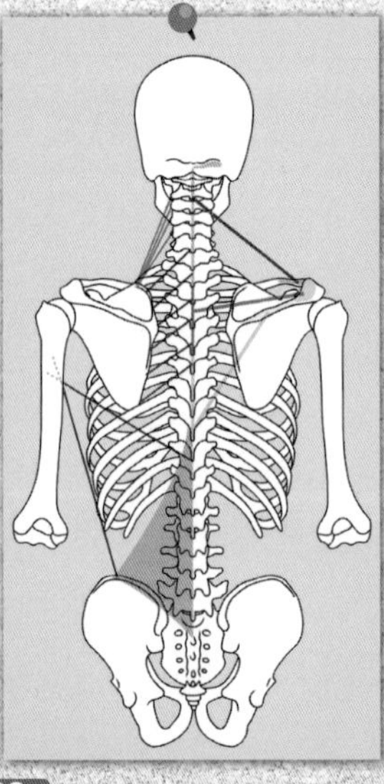

僧《そう》帽《ぼう》筋《きん》【trapezius muscle】

背部浅層上部にある菱形の大きな筋。上、中、下部を区別する。

起始 :後頭骨上項線➡P22、外後頭隆起➡P22、項靭帯、胸椎棘突起➡P36

停止 :鎖骨外側3分の1、肩峰➡P44、肩甲棘➡P44

神経 :副神経、頸神経叢の枝(C3-4)

作用 :肩甲骨の上方回旋(上部)

:肩甲骨を内側に引く(全体)

:肩甲骨の下制(下部)

広《こう》背《はい》筋《きん》【latissimus dorsi muscle】

背部浅層下部にある幅広い筋。

起始 :胸腰筋膜➡P90、下部胸椎・腰椎棘突起➡P33、腸骨稜後部➡P62

停止 :上腕骨小結節稜➡P50

神経 :胸背神経(C6-8)

作用 :肩関節➡P188の内転・伸展、上肢の内旋、体幹の挙上(停止が固定)

大《だい》菱《りょう》形《けい》筋《きん》および小《しょう》菱《りょう》形《けい》筋《きん》【rhomboid major and minor muscles】

起始 :項靭帯、下部頸椎棘突起➡P34(小):第1-4胸椎棘突起➡P36(大)

停止 :肩甲骨内側縁

神経 :肩甲背神経(C4-5)

作用 :肩甲骨の下方回旋(内上方へ引く)

肩《けん》甲《こう》挙《きょ》筋《きん》【levator scapulae muscle】

筋線維は4尖に分かれる。

起始 :第1-4頸椎横突起(後結節)➡P34

停止 :肩甲骨上角➡P44

神経 :肩甲背神経(C4-5)

作用 :肩甲骨の下方回旋・挙上、頸部の側屈

体《たい》幹《かん》の筋《きん》(背《はい》部《ぶ》)②

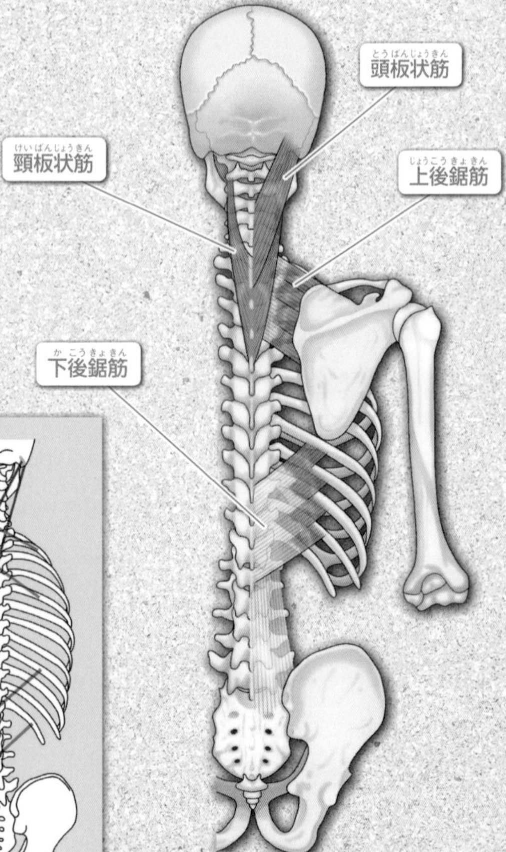

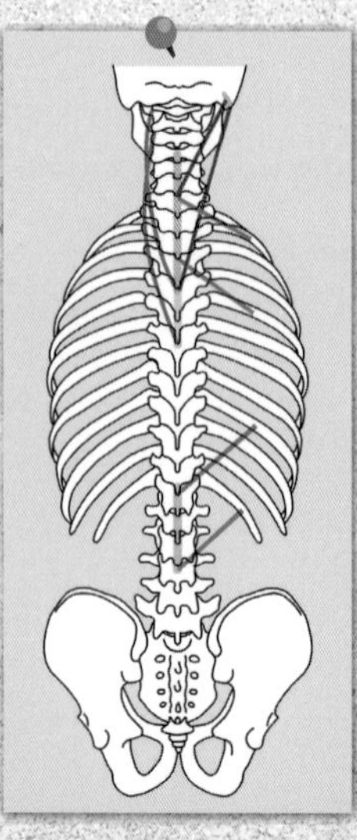

板状筋《ばんじょうきん》【splenius muscle】

後頚部第2層にある筋。**頭板状筋**と**頚板状筋**に区分される。

起始 :第3-7頚椎・第1-3胸椎棘突起➡P36（頭板状筋）

:第3-5胸椎棘突起➡P36（頚板状筋）

停止 :後頭骨上項線➡P22外側、乳様突起➡P20（頭板状筋）

:環椎横突起➡P34、軸椎横突起後結節➡P34（頚板状筋）

神経 :脊髄神経後枝

作用 :頭部の後屈（両側）

:頭部の側屈・回旋（一側）

後鋸筋《こうきょきん》【serratus posterior muscle】

上後鋸筋と**下後鋸筋**に区分される。

起始 :第6-7頚椎および第1-2胸椎棘突起➡P36（上後鋸筋）

:第11-12胸椎および第1-2腰椎棘突起➡P33、胸腰筋膜➡P90（下後鋸筋）

停止 :第2-5肋骨（上後鋸筋）

:下位4肋骨（下後鋸筋）

神経 :第1-4肋間神経（上後鋸筋）

:第9-11肋間神経、肋下神経（下後鋸筋）

作用 :肋骨の挙上（上後鋸筋）⇒ 吸気補助

:肋骨の下制（下後鋸筋）⇒ 呼気補助

体《たい》幹《かん》の筋《きん》（背《はい》部《ぶ》）③

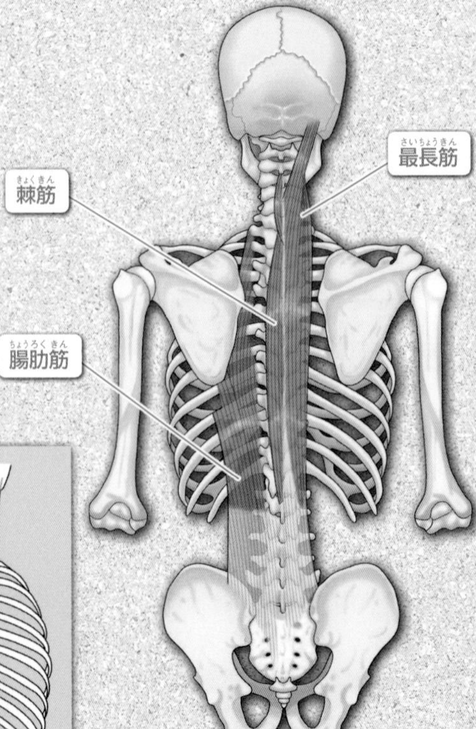

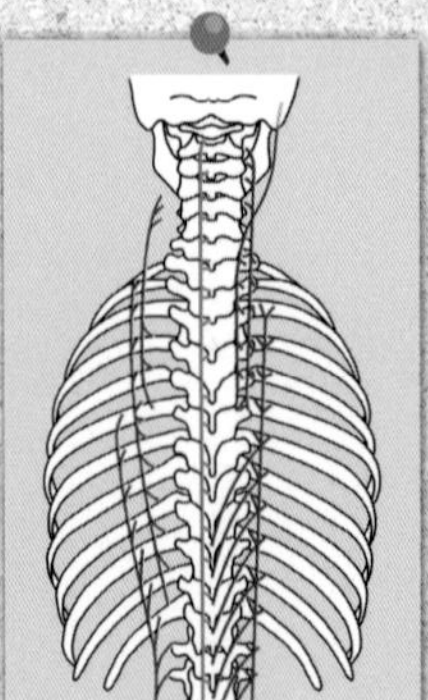

腸肋筋《ちょうろくきん》*【iliocostalis muscle】

背部を縦に走行する筋。**腰腸肋筋**、**胸腸肋筋**、**頸腸肋筋**に区分される。

起始：腸骨稜➡P62後部、仙骨➡P38後面、胸腰筋膜➡P90（腰）
：腰椎肋骨突起➡P36、胸腰筋膜➡P90（胸）
：胸椎横突起➡P36（頸）

停止：肋骨➡P42角（腰、胸）：第4–6頸椎横突起➡P34（頸）

作用：脊柱の後屈（両側）、体幹の側屈（一側）

最長筋《さいちょうきん》**【longissimus muscle】

腸肋筋の内側を走向。**胸最長筋**、**頸最長筋**、**頭最長筋**に区分される。

起始：腸骨稜、第1–5腰椎棘突起➡P33（胸）
：第1–6胸椎棘突起➡P36（頸）
：上部胸椎および下部頸椎横突起➡P33（頭）

停止：胸椎横突起➡P36（胸）
：第2–7頸椎横突起➡P34（頸）：乳様突起➡P20（頭）

作用：脊柱の後屈（両側）、体幹の側屈（一側）、頭部の後屈（頭）

棘筋《きょくきん》***【spinalis muscle】

脊柱の棘突起➡P33に沿って走行する筋。**胸棘筋**、**頸棘筋**、**頭棘筋**に区分される。

起始：上部2腰椎および下部2胸椎の棘突起➡P33（胸）
：上部2胸椎および下部2頸椎の棘突起➡P33（頸）
：下部頸椎棘突起➡P34（頭）

停止：第2–9胸椎棘突起➡P36（胸）
：第2–4頸椎棘突起➡P34（頸）：後頭骨上項線➡P22（頭）

作用：脊柱の後屈（両側）、体幹の側屈（一側）

＊、＊＊、＊＊＊これら3筋を合わせて**脊柱起立筋**という。支配はすべて脊髄神経後枝である。

体幹《たいかん》の筋《きん》(背部《はいぶ》)④

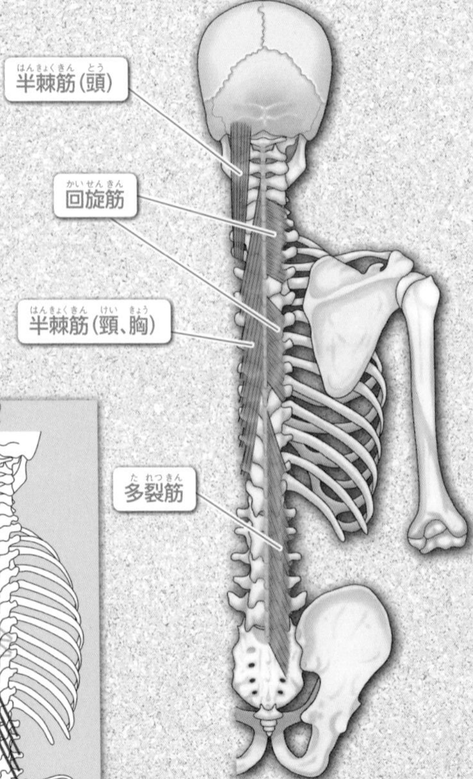

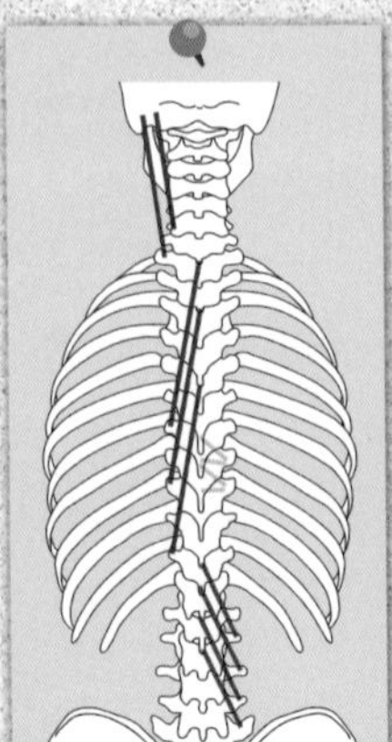

半《はん》棘《きょく》筋《きん》【semispinalis muscles】

脊柱の後部、脊柱起立筋の下層を斜めに走行する。**頭半棘筋、頸半棘筋、胸半棘筋**に区分される。4～6椎骨を飛び越える。

起始 ：頸椎横突起 ➡P34（頭半棘筋）

：胸椎横突起 ➡P36（頸半棘筋、胸半棘筋）

停止 ：後頭骨上項線下部 ➡P22（頭半棘筋）

：椎骨棘突起 ➡P33（頸半棘筋）

：胸椎棘突起 ➡P36（胸半棘筋）

神経 ：脊髄神経後枝

作用 ：頭部および体幹の後屈・側屈

多《た》裂《れつ》筋《きん》【multifidus muscle】

半棘筋の下層を斜めに走行する筋で、椎骨全体に分布する。3～4個上位の椎骨につく。

起始 ：椎骨横突起 ➡P33

停止 ：椎骨棘突起 ➡P33

神経 ：脊髄神経後枝

作用 ：体幹の後屈・側屈

回《かい》旋《せん》筋《きん》【rotatores muscles】

脊柱後部の最深層にある筋。長回旋筋と短回旋筋に区分される。1または2個上位の椎骨へつく。

起始 ：椎骨横突起 ➡P33

停止 ：椎骨棘突起 ➡P33

神経 ：脊髄神経後枝

作用 ：体幹の後屈・側屈・回旋

体幹《たいかん》の筋《きん》（背部《はいぶ》）⑤

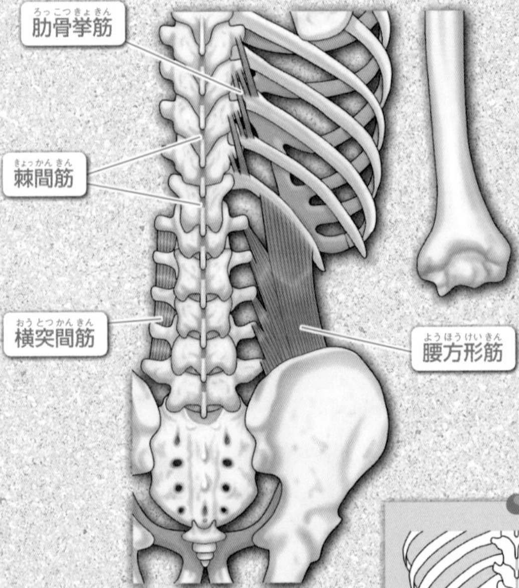

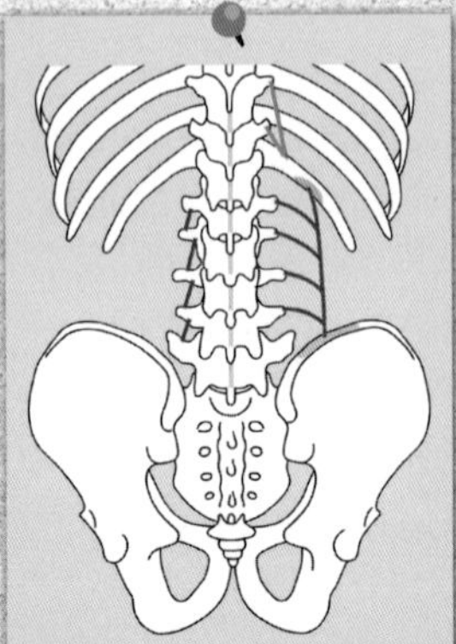

腰《よう》方《ほう》形《けい》筋《きん》【quadratus lumborum muscle】

骨盤と肋骨をつないでいる筋。

起始 :腸骨稜➡P62後部内側唇

停止 :第12肋骨下縁、第1-5腰椎肋骨突起➡P36

神経 :腰神経叢の筋枝(T12-L3)

作用 :体幹の側屈(一側)

肋《ろっ》骨《こつ》挙《きょ》筋《きん》【levatores costarum muscles】

長肋骨挙筋および**短肋骨挙筋**に区分される。

起始 :胸椎横突起➡P36

停止 :肋骨内側上縁

神経 :脊髄神経後枝

作用 :肋骨の挙上(吸気補助)

横《おう》突《とつ》間《かん》筋《きん》【intertransversarii muscles】

隣接する横突起間にある小さな筋。主に頸椎と腰椎にある。

神経 :脊髄神経後枝

作用 :体幹の側屈

棘《きょっ》間《かん》筋《きん》【interspinales muscles】

隣接する椎骨の棘突起➡P33間にある小さな筋。

神経 :脊髄神経後枝

作用 :体幹の後屈

体《たい》幹《かん》の筋《きん》（後《こう》頭《とう》部《ぶ》）

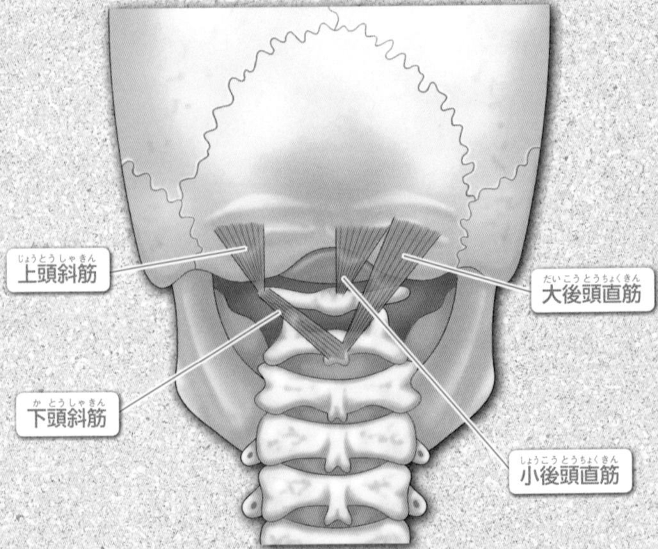

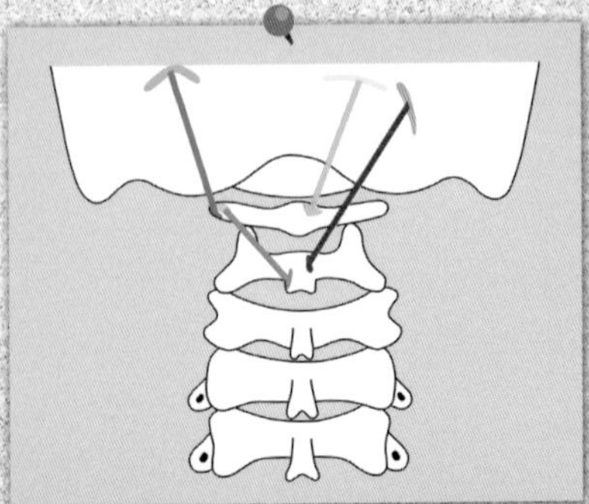

大《だい》後《こう》頭《とう》直《ちょく》筋《きん》【rectus capitis posterior major muscle】

起始 ：軸椎棘突起 ➡P34

停止 ：後頭骨下項線 ➡P22

神経 ：後頭下神経（C1の後枝）

作用 ：頭部の後屈・側屈・回旋

小《しょう》後《こう》頭《とう》直《ちょく》筋《きん》【rectus capitis posterior minor muscle】

起始 ：環椎後結節 ➡P34

停止 ：後頭骨下項線 ➡P22

神経 ：後頭下神経（C1の後枝）

作用 ：頭部の後屈

上《じょう》頭《とう》斜《しゃ》筋《きん》【obliquus capitis superior muscle】

起始 ：環椎横突起 ➡P34

停止 ：後頭骨下項線 ➡P22

神経 ：後頭下神経（C1の後枝）

作用 ：頭部の後屈・側屈

下《か》頭《とう》斜《しゃ》筋《きん》【obliquus capitis inferior muscle】

起始 ：軸椎棘突起 ➡P34

停止 ：環椎横突起 ➡P34

神経 ：後頭下神経（C1の後枝）

作用 ：頭部の回旋

上肢《じょうし》の筋《きん》（上肢帯《じょうしたい》①・上腕屈側《じょうわんくっそく》①）

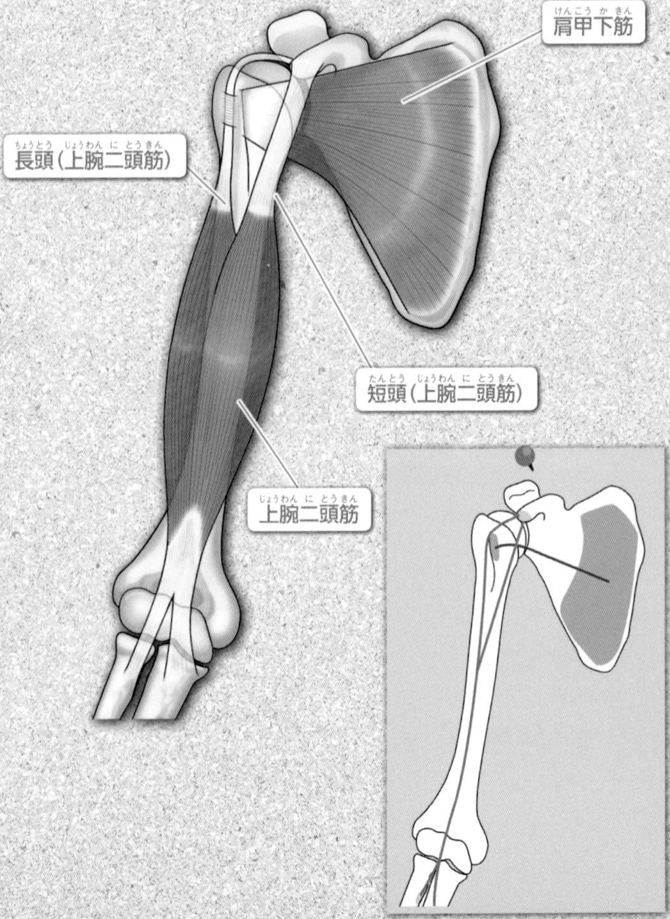

上腕二頭筋《じょうわんにとうきん》【biceps brachii muscle】

上腕の前面を縦に走行する筋で、**長頭**と**短頭**に区分される。力こぶを形成する筋。

起始 :肩甲骨関節上結節（長頭）➡P44

:肩甲骨烏口突起（短頭）➡P44

停止 :橈骨粗面、前腕筋膜➡P52

神経 :筋皮神経（C5–6）

作用 :肘関節の屈曲、前腕の回外➡P192

:上肢の内転（短頭）

:上肢の外旋（長頭）

:肩関節の屈曲（短頭）➡P188

肩甲下筋《けんこうかきん》【subscapularis muscle】

肩甲骨前面（肋骨面）を埋める扇形の筋。回旋筋腱板の1つ。

起始 :肩甲骨肩甲下窩➡P44

停止 :上腕骨小結節➡P50

神経 :肩甲下神経（C5–7）

作用 :肩関節の内転・内旋➡P188

上肢《じょうし》の筋《きん》(上腕《じょうわん》屈側《くっそく》②)

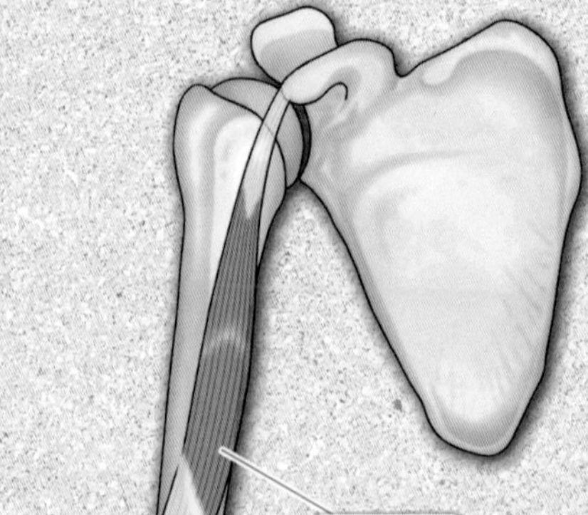

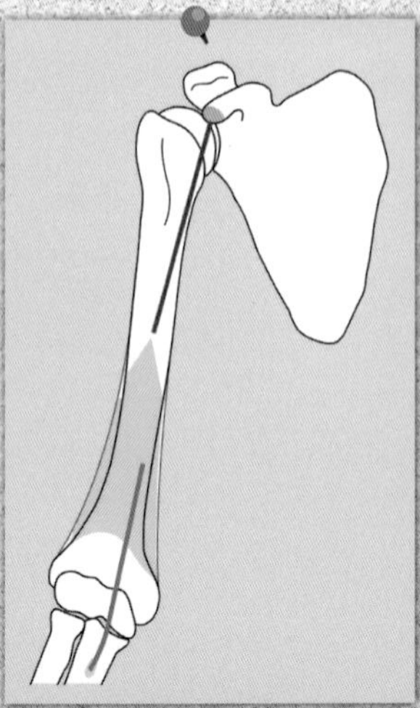

烏《う》口《こう》腕《わん》筋《きん》【coracobrachialis muscle】

上腕屈側、上腕二頭筋➡P102の下層に存在する。

起始 :肩甲骨烏口突起➡P44

停止 :上腕骨体（前面中央）

神経 :筋皮神経（C5-6）

作用 :肩関節➡P188の屈曲・内転

上《じょう》腕《わん》筋《きん》【brachialis muscle】

前腕前面下部、上腕二頭筋➡P102の下層に位置する。

起始 :上腕骨体（前面下2分の1）

停止 :尺骨粗面➡P52、尺骨鈎状突起➡P52

神経 :筋皮神経（C5-6）、一部橈骨神経（C7）

作用 :肘関節➡P192の屈曲

上肢《じょうし》の筋《きん》(上肢帯《じょうしたい》②・上腕伸側《じょうわんしんそく》①)

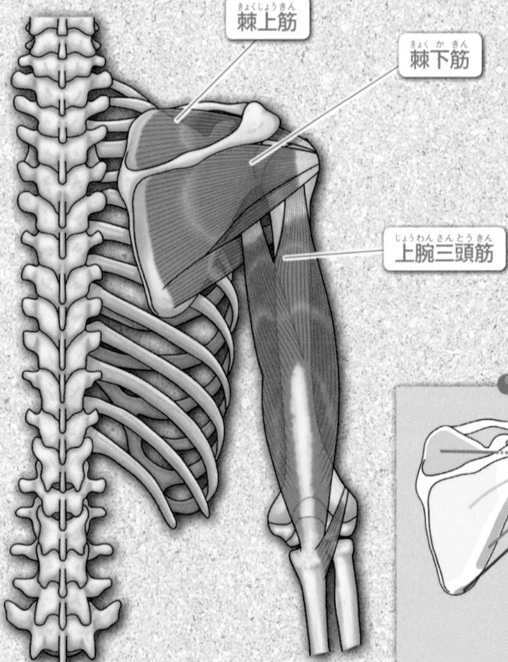

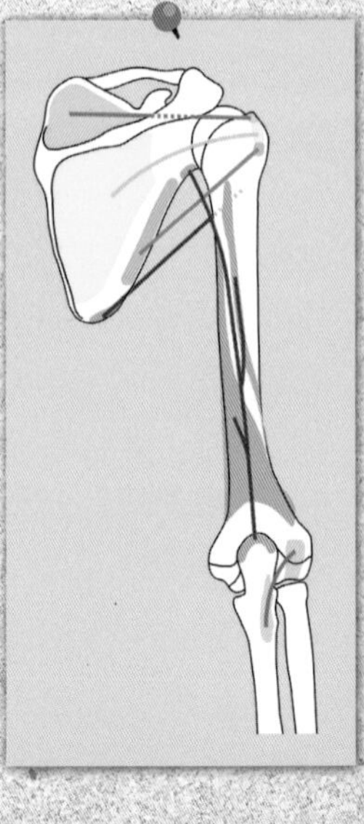

上《じょう》腕《わん》三《さん》頭《とう》筋《きん》【triceps brachii muscle】

上腕後面にある筋で、**長頭**、**内側頭**、**外側頭**の3頭に分かれる。

起始　:肩甲骨関節下結節（長頭）
➡P44
:上腕骨後面上部（外側頭）
:上腕骨後面中央（内側頭）

停止　:尺骨肘頭
➡P52

神経　:橈骨神経（C6-8）

作用　:肘関節の伸展（全体）
➡P192
:肩関節の伸展・内転補助（長頭）
➡P188

棘《きょく》上《じょう》筋《きん》【supraspinatus muscle】

肩甲骨後面上部、棘上窩を埋める。回旋筋腱板を構成する筋の1つ。
➡P44

起始　:棘上窩
➡P44

停止　:上腕骨大結節（上部）
➡P50

神経　:肩甲上神経（C4-6）

作用　:肩関節の外転・挙上
➡P188

棘《きょく》下《か》筋《きん》【infraspinatus muscle】

肩甲骨後面下部、棘下窩を埋める。回旋筋腱板を構成する筋の1つ。
➡P44

起始　:棘下窩
➡P44

停止　:上腕骨大結節（中部）
➡P50

神経　:肩甲上神経（C4-6）

作用　:肩関節の内転・外旋
➡P188

上《じょう》肢《し》の筋《きん》(上肢帯③・上腕伸側②)

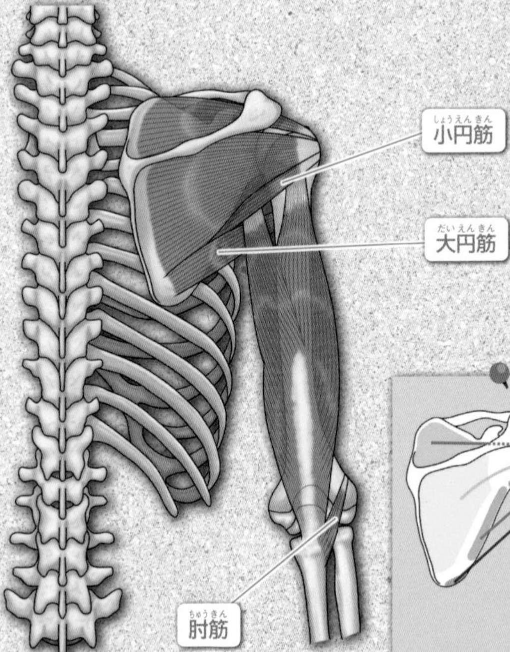

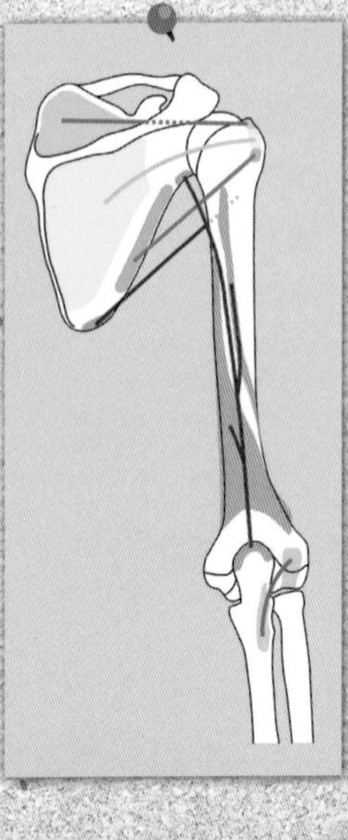

小《しょう》円《えん》筋《きん》【teres minor muscle】

肩甲骨の後面下部にあり、回旋筋腱板の1つ。

起始 :肩甲骨外側縁(下部) ➡P44

停止 :上腕骨大結節(下部) ➡P50

神経 :腋窩神経(C5-6)

作用 :肩関節の内転・外旋 ➡P188

大《だい》円《えん》筋《きん》【teres major muscle】

起始 :肩甲骨下角(後面) ➡P44

停止 :上腕骨小結節稜 ➡P50

神経 :肩甲下神経(C5-7)

作用 :肩関節の内転・内旋・伸展 ➡P188

肘《ちゅう》筋《きん》【anconeus muscle】

起始 :上腕骨外側上顆 ➡P50

停止 :肘頭外側縁 ➡P50

神経 :橈骨神経(C6-8)

作用 :肘関節の伸展・回外制御 ➡P192

*腋《えき》窩《か》隙《げき》【axillary space】

上腕三頭筋長頭、**小円筋**、**大円筋**の交叉により形成される間隙。 ➡P106 ➡P108 ➡P108

外側腋窩隙《がいそくえきかげき》 :腋窩神経、後上腕回旋動・静脈が通る。

内側腋窩隙《ないそくえきかげき》 :肩甲回旋動・静脈が通る。

上肢《じょうし》の筋《きん》（前腕屈側《ぜんわんくっそく》）①

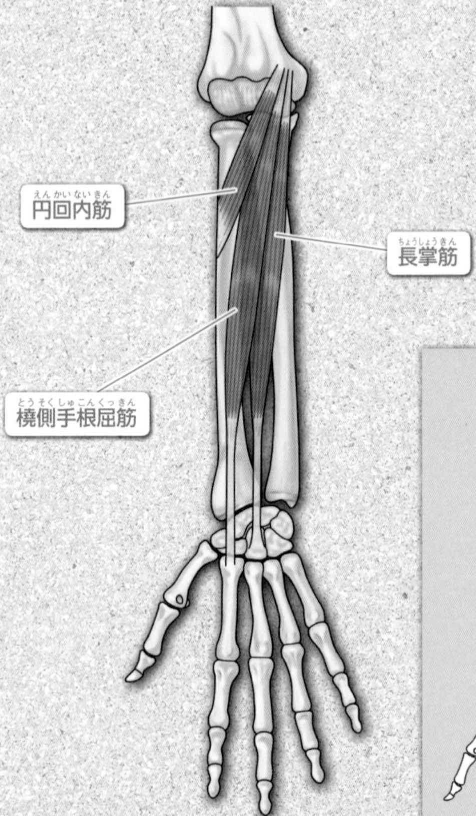

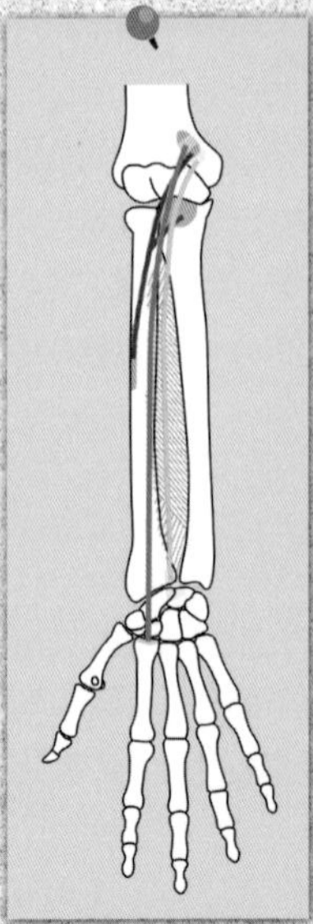

円《えん》回《かい》内《ない》筋《きん》【pronator teres muscle】

前腕屈側にある筋で内側上顆➡P50から斜め下方に走行する。筋頭は**上腕頭**と**尺骨頭**に二分される。

起始　:上腕骨内側上顆➡P50（上腕頭）

　　　:尺骨鉤状突起➡P52（尺骨頭）

停止　:橈骨体（中央外側縁）

神経　:正中神経（C6-7）

作用　:前腕の回内、肘関節➡P192の屈曲補助

橈《とう》側《そく》手《しゅ》根《こん》屈《くっ》筋《きん》【flexor carpi radialis muscle】

起始　:上腕骨内側上顆➡P50、一部前腕骨間膜➡P192

停止　:第2中手骨➡P56底（前面）

神経　:正中神経（C6-7）

作用　:手根の掌屈（屈曲）・橈屈（外転）、前腕の回内、肘関節➡P192の屈曲補助

長《ちょう》掌《しょう》筋《きん》【palmaris longus muscle】

前腕浅層の中央を縦に走行する。

起始　:上腕骨内側上顆➡P50

停止　:手掌腱膜➡P130

神経　:正中神経（C7-8）

作用　:手根の掌屈（屈曲）、肘関節➡P192の屈曲補助

上《じょう》肢《し》の筋《きん》(前《ぜん》腕《わん》屈《くっ》側《そく》)②

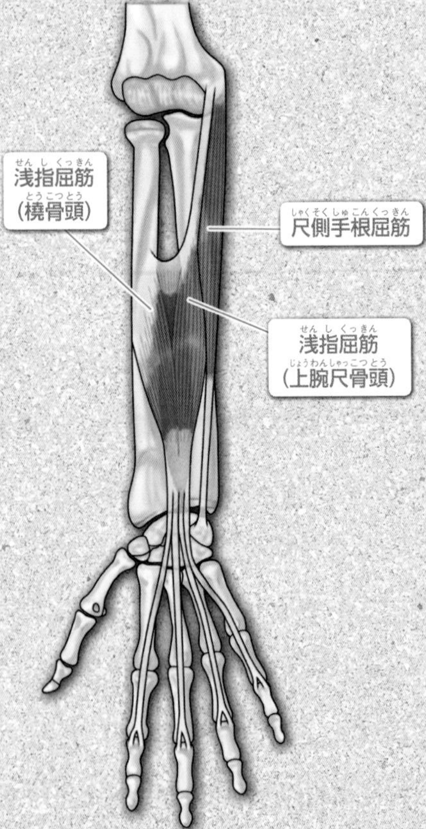

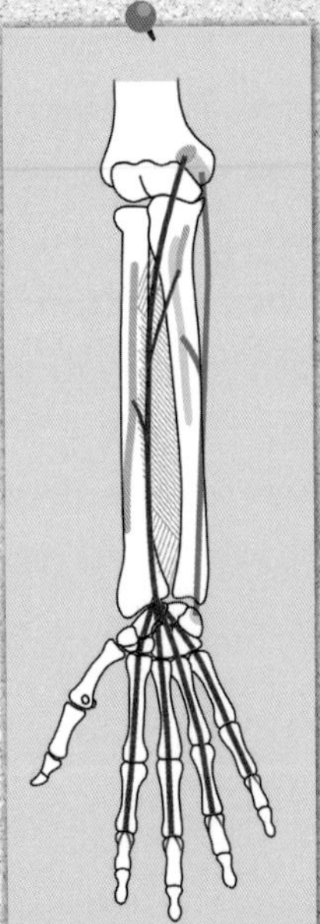

浅指屈筋《せんしくっきん》【flexor digitorum superficialis muscle】

前腕第2層にある筋。**上腕尺骨頭**と**橈骨頭**に区分される。停止腱は4本あり、さらにその先端は2尖に分かれる。

起始 :上腕骨内側上顆 ➡P50、尺骨粗面 ➡P52（上腕尺骨頭）

:橈骨体上部（橈骨頭）

停止 :第2-5指中節骨 ➡P56 底

神経 :正中神経（C8-T1）

作用 :第2-5指のMP ➡P194 とPIP関節 ➡P194 の屈曲、手根の掌屈（屈曲）

尺側手根屈筋《しゃくそくしゅこんくっきん》【flexor carpi ulnaris muscle】

前腕の尺側を縦に走行する筋で、**上腕頭**と**尺骨頭**に区分される。

起始 :上腕骨内側上顆 ➡P50（上腕頭）

:尺骨肘頭 ➡P52 内側、尺骨体後面上部（尺骨頭）

停止 :豆状骨 ➡P56、有鈎骨 ➡P56、第5中手骨 ➡P56

神経 :尺骨神経（C8-T1）

作用 :手根の掌屈（屈曲）・尺屈（内転）

*手根管《しゅこんかん》 ➡P57【carpal tunnel】

屈筋支帯と手根骨の間にできるトンネル状の構造。浅指屈筋腱、深指屈筋腱、長母指屈筋腱、正中神経などが通る。

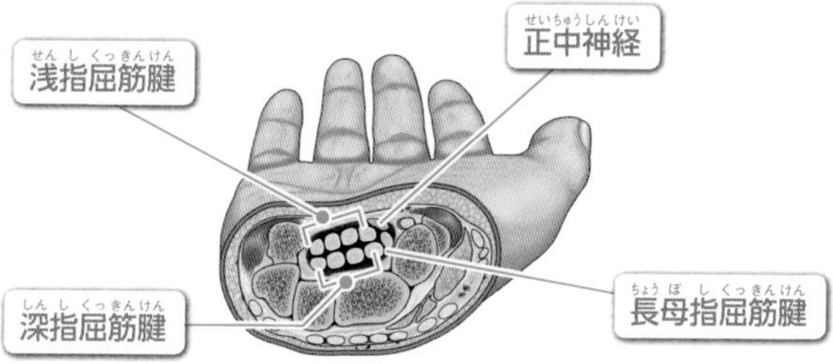

上《じょう》肢《し》の筋《きん》（前《ぜん》腕《わん》屈《くっ》側《そく》）③

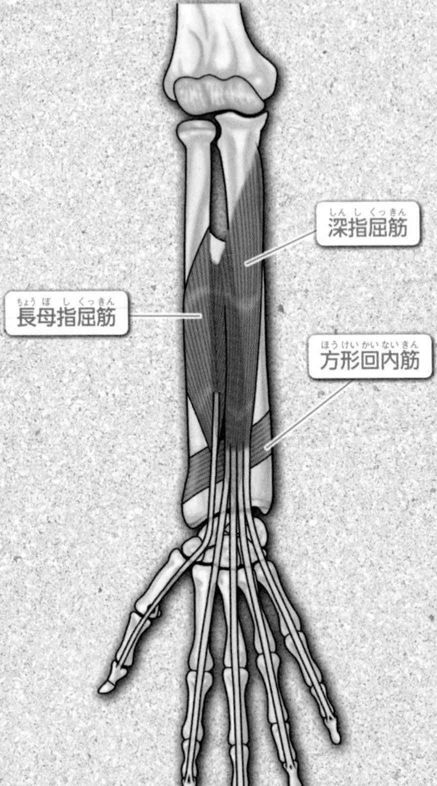

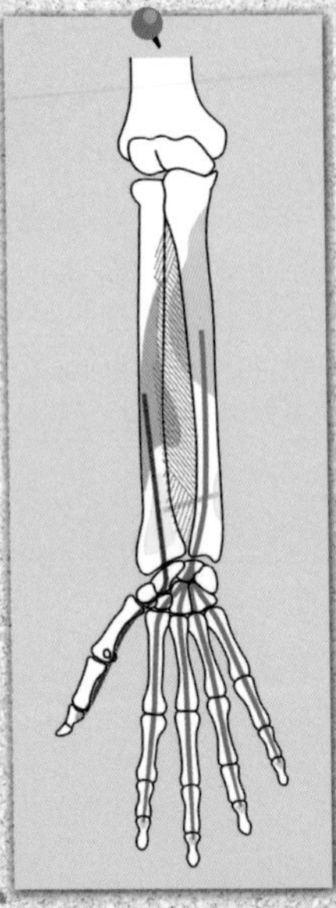

深《しん》指《し》屈《くっ》筋《きん》*【flexor digitorum profundus muscle】

前腕の最深層にある筋で、停止腱は4本に分かれる。

起始 :尺骨体(前面上部3分の1)、前腕骨間膜 ➡P192

停止 :第2-5指末節骨底 ➡P56

神経 :正中神経、一部尺骨神経(C8-T1)

作用 :第2-5指DIP関節の屈曲、手根の掌屈(屈曲)(停止が固定したとき) ➡P194

*この筋の腱は手根管を通る。

長《ちょう》母《ぼ》指《し》屈《くっ》筋《きん》【flexor pollicis longus muscle】

前腕の最深層で、停止腱先端は2尖に分かれる。

起始 :橈骨体(前面中央部)、前腕骨間膜 ➡P192

停止 :母指末節骨底 ➡P56

神経 :正中神経(前骨間神経:C8-T1)

作用 :母指の屈曲

方《ほう》形《けい》回《かい》内《ない》筋《きん》【pronator quadratus muscle】

前腕遠位端を横に走行する。

起始 :尺骨体(前面下部4分の1)

停止 :橈骨下端(前面)

神経 :正中神経(前骨間神経:C8-T1)

作用 :前腕の回内

上肢《じょうし》の筋《きん》（前腕伸側《ぜんわんしんそく》）①

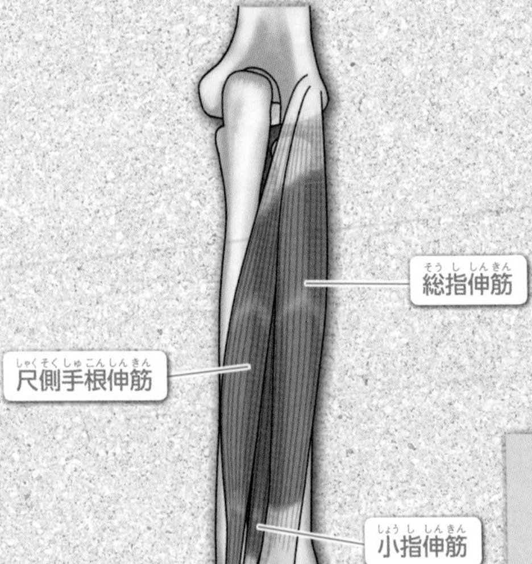

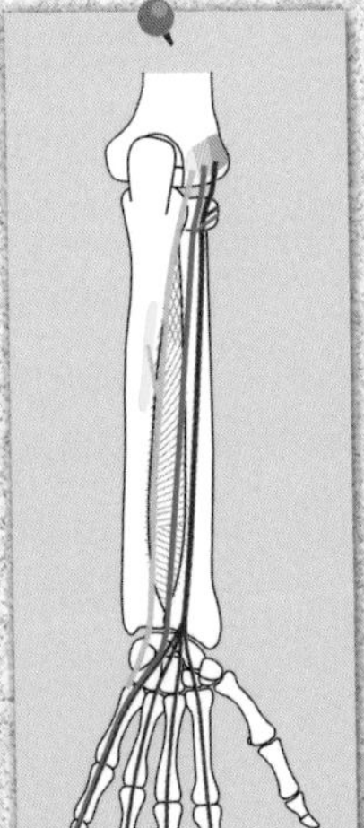

総指伸筋《そうししんきん》【extensor digitorum muscle】

前腕後面を縦に走行する筋。停止腱は4本に分かれる。

起始 :上腕骨外側上顆 ➡P50、肘外側側副靭帯 ➡P192、橈骨輪状靭帯 ➡P192

停止 :第2-5指末節骨底 ➡P56、指背腱膜

神経 :橈骨神経 (C7-8)

作用 :MP ➡P194、PIP ➡P194、DIP関節 ➡P194の伸展、手根の背屈 (伸展)

尺側手根伸筋《しゃくそくしゅこんしんきん》【extensor carpi ulnaris muscle】

前腕後面に分布する筋。**上腕頭**と**尺骨頭**に区分される。

起始 :上腕骨外側上顆 ➡P50 (上腕頭)

:尺骨体中部後面 (尺骨頭)

停止 :第5中手骨底 ➡P56

神経 :橈骨神経 (C7-8)

作用 :手根の背屈 (伸展)・尺屈 (内転)

小指伸筋《しょうししんきん》【extensor digiti minimi muscle】

起始 :総指伸筋 ➡P116

停止 :第5指の指背腱膜

神経 :橈骨神経 (C7-8)

作用 :小指の伸展・外転

上《じょう》肢《し》の筋《きん》（前《ぜん》腕《わん》伸《しん》側《そく》）②

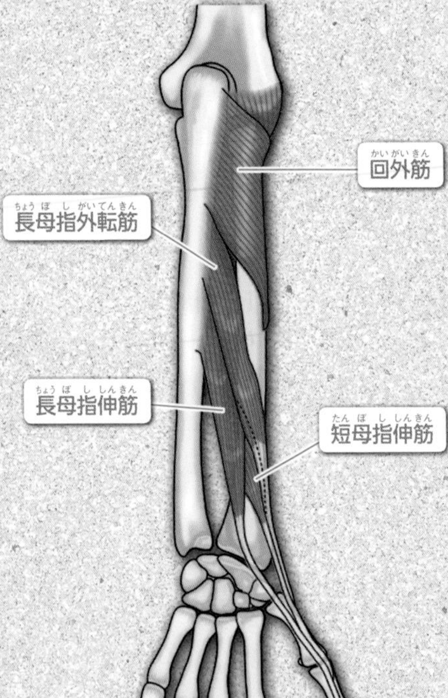

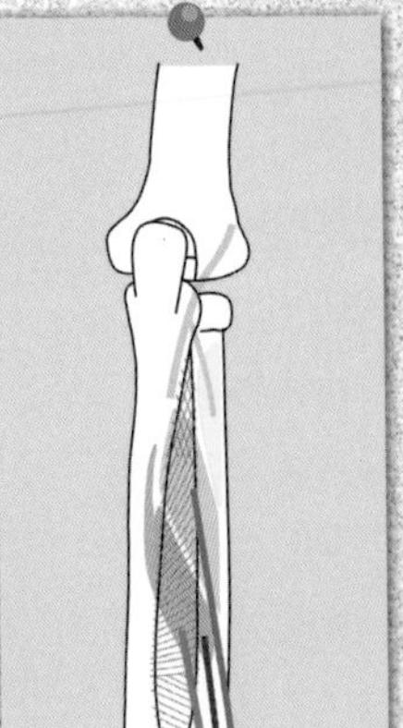

回外筋《かいがいきん》【supinator muscle】

前腕後面上部にあり、2層に分かれる。

起始 :上腕骨外側上顆➡P50、外側側副靭帯➡P192、尺骨回外筋稜➡P52

停止 :橈骨体上部(外側面)

神経 :橈骨神経(C6-7)

作用 :前腕の回外

長母指外転筋《ちょうぼしがいてんきん》【abductor pollicis longus muscle】

前腕後面を尺骨中位から斜めに走行し母指に至る。

起始 :尺骨体外側縁、前腕骨間膜➡P192

停止 :母指中手骨底➡P56

神経 :橈骨神経(C7-8)

作用 :母指の外転・伸展・外旋

短母指伸筋《たんぼししんきん》【extensor pollicis brevis muscle】

前腕の後面を斜めに走行する。

起始 :前腕骨間膜➡P192、橈骨体後面

停止 :母指基節骨底(後面)➡P56

神経 :橈骨神経(C7-8)

作用 :母指の伸展・外転

長母指伸筋《ちょうぼししんきん》【extensor pollicis longus muscle】

起始 :尺骨体後面(中部)、前腕骨間膜➡P192

停止 :母指末節骨底➡P56

神経 :橈骨神経(C7-8)

作用 :母指の伸展・外転

上《じょう》肢《し》の筋《きん》（前《ぜん》腕《わん》伸《しん》側《そく》）③

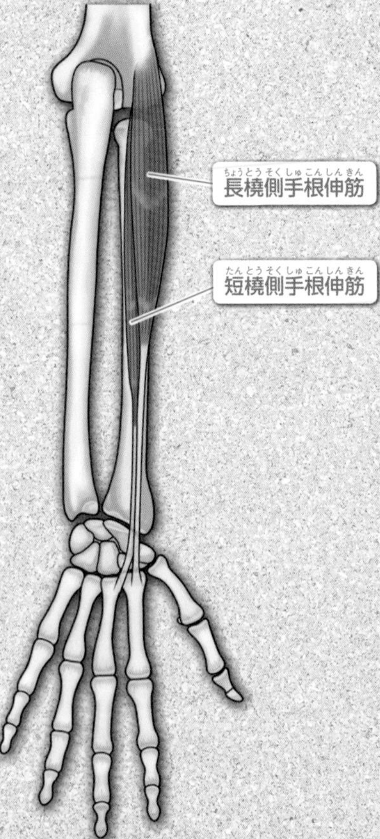

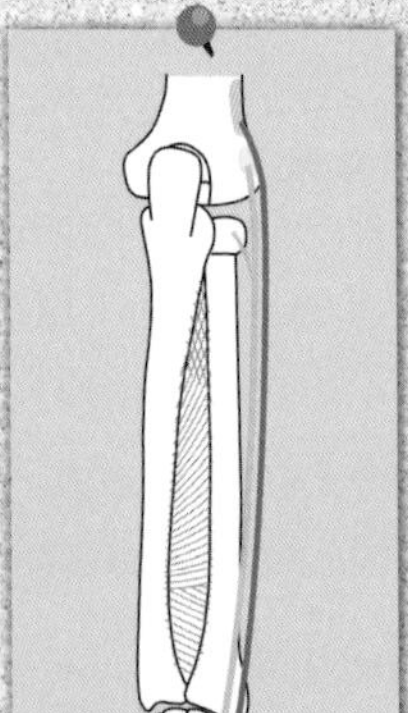

長《ちょう》橈《とう》側《そく》手《しゅ》根《こん》伸《しん》筋《きん》【extensor carpi radialis longus muscle】

前腕の後面橈側を縦に走行する筋。

起始 ：上腕骨外側上顆、上腕骨下部外側縁
➡P50

停止 ：第2中手骨底（後面）
➡P56

神経 ：橈骨神経（C6–7）

作用 ：手根の背屈（伸展）・橈屈（外転）

短《たん》橈《とう》側《そく》手《しゅ》根《こん》伸《しん》筋《きん》【extensor carpi radialis brevis muscle】

前腕後面橈側の長橈側手根伸筋の下層にある。

起始 ：上腕骨外側上顆、橈骨輪状靱帯
➡P50 ➡P192

停止 ：第3中手骨底（後面）
➡P56

神経 ：橈骨神経（C7–8）

作用 ：手根の背屈（伸展）・橈屈（外転）

伸《しん》筋《きん》支《し》帯《たい》【extensor retinaculum of hand】

手首の背側に位置し、伸筋腱を押さえ固定する靱帯。

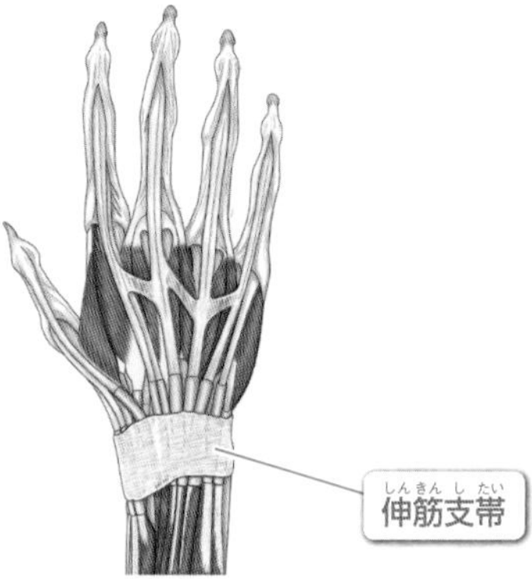

上《じょう》肢《し》の筋《きん》（前《ぜん》腕《わん》伸《しん》側《そく》）④

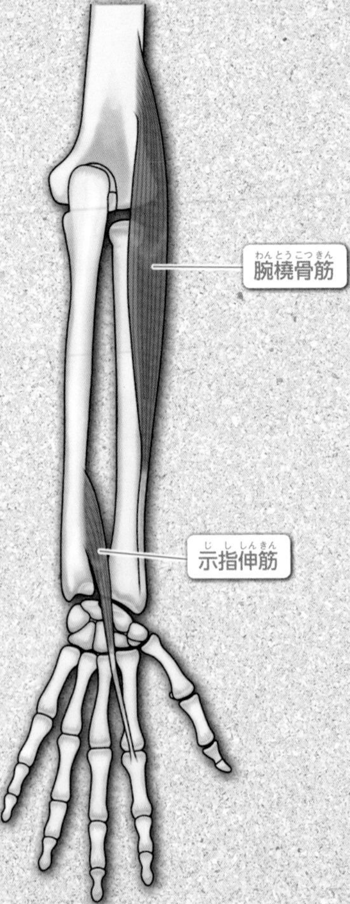

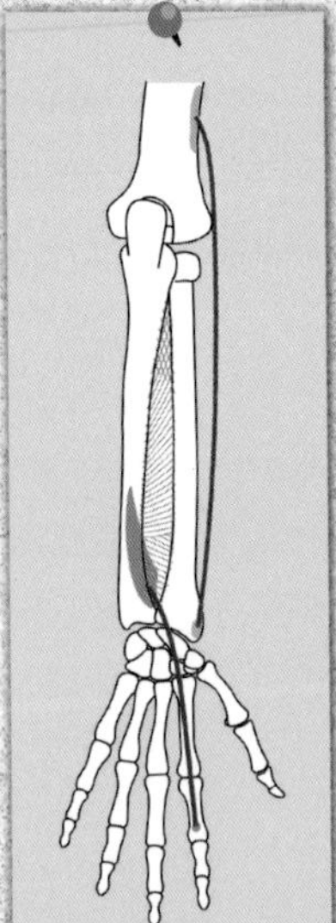

腕《わん》橈《とう》骨《こつ》筋《きん》【brachioradialis muscle】

前腕橈側の最外層を縦に走行する筋。

起始 :上腕骨体下部外側縁

停止 :橈骨茎状突起 ➡P52

神経 :橈骨神経(C5-6)

作用 :肘関節 ➡P192 の屈曲、回内位における回外(中間位まで)、回外位における回内(中間位まで)

示《じ》指《し》伸《しん》筋《きん》【extensor indicis muscle】

前腕後面下部にあり、手根を越えて第2指に達する。

起始 :尺骨外側縁下部、前腕骨間膜 ➡P192

停止 :第2指基節骨 ➡P56(後面)、指背腱膜

神経 :橈骨神経(C5-6)

作用 :第2指のMP関節 ➡P194 の伸展、手根の背屈(伸展)

背《はい》側《そく》手《しゅ》根《こん》腱《けん》鞘《しょう》【dorsal carpal tendon sheaths】

手首背側の伸筋腱は、伸筋支帯 ➡P121 によって作られる6つの腱鞘のいずれかを通る。

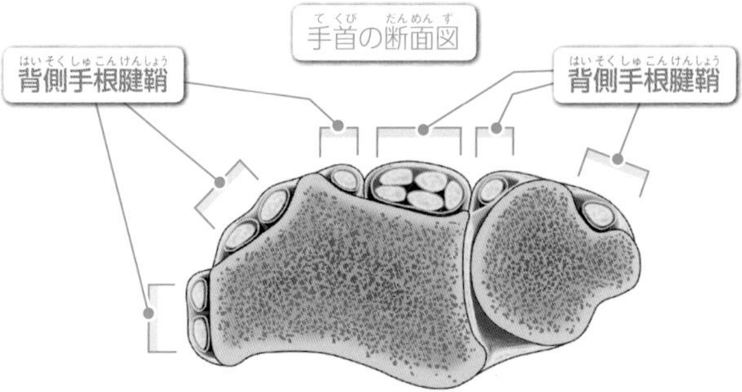

上《じょう》肢《し》の筋《きん》(手《て》)①

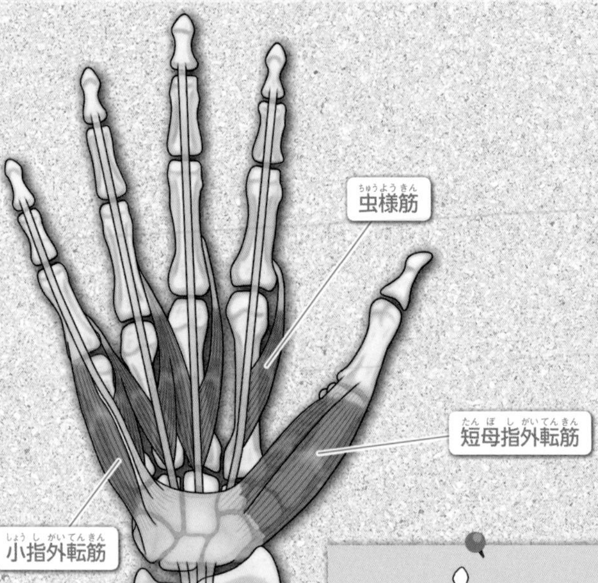

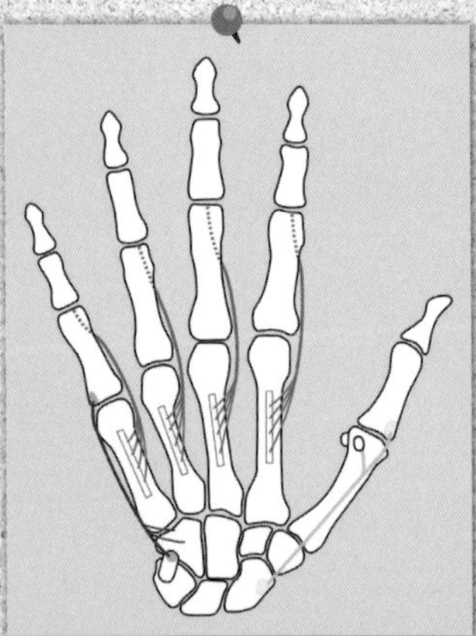

短《たん》母《ぼ》指《し》外《がい》転《てん》筋《きん》【abductor pollicis brevis muscle】

母指球外側にある筋。

起始 :屈筋支帯、舟状骨結節 ➡P57

停止 :母指基節骨底(外側)

神経 :正中神経(C8–T1)

作用 :母指の外転

小《しょう》指《し》外《がい》転《てん》筋《きん》【abductor digiti minimi muscle of hand】

小指球の外側にある筋。

起始 :豆状骨、屈筋支帯 ➡P56

停止 :小指基節骨底 ➡P56

神経 :尺骨神経(C8–T1)

作用 :小指の外転

虫《ちゅう》様《よう》筋《きん》【lumbrical muscles of hand】

第1～4虫様筋に区分される。

起始 :深指屈筋腱 ➡P113

停止 :第2–5指末節骨、指背腱膜 ➡P56

神経 :正中神経および尺骨神経(C8–T1)

作用 :第2–5指MP関節の屈曲、IP関節の伸展 ➡P194 ➡P194

上《じょう》肢《し》の筋《きん》(手《て》)②

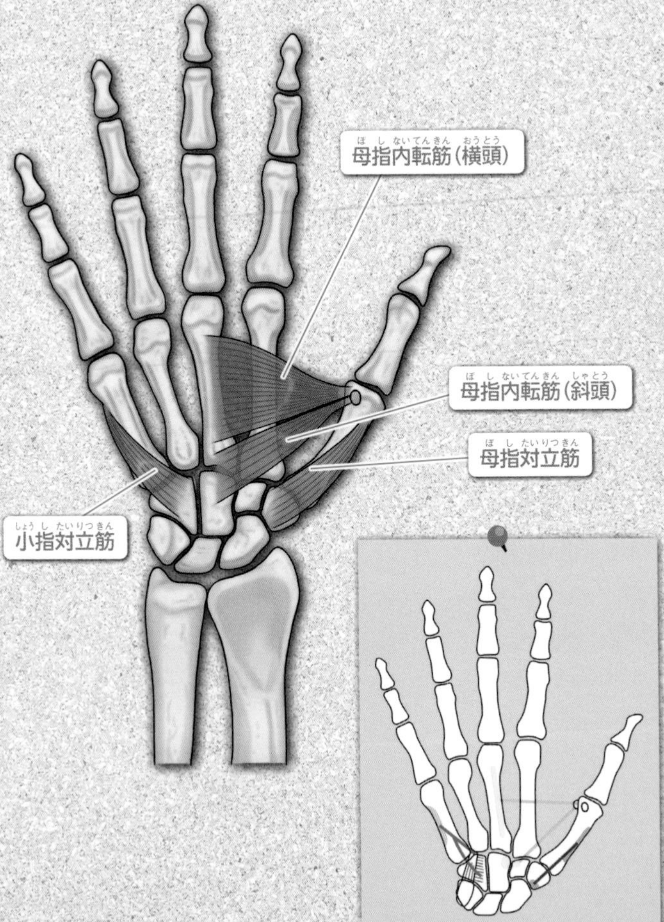

母《ぼ》指《し》対《たい》立《りつ》筋《きん》【opponens pollicis muscle】

母指球の第2層にある筋。

起始 :大菱形骨➡P56、屈筋支帯

停止 :第1中手骨体

神経 :正中神経(C8-T1)

作用 :母指の対立・内転

小《しょう》指《し》対《たい》立《りつ》筋《きん》【opponens digiti minimi muscle of hand】

小指球の第2層にある筋。

起始 :有鈎骨、屈筋支帯

停止 :第5中手骨➡P56体

神経 :尺骨神経(C8-T1)

作用 :小指の対立・内転

母《ぼ》指《し》内《ない》転《てん》筋《きん》【adductor pollicis muscle】

手掌深層にある筋で、**横頭**と**斜頭**に区分される。

起始 :第3中手骨➡P56体(横頭)

:有頭骨➡P56(斜頭)

停止 :種子骨(内側)、母指基節骨➡P56底

神経 :尺骨神経(C8-T1)

作用 :母指の内転

上肢《じょうし》の筋《きん》(手《て》)③

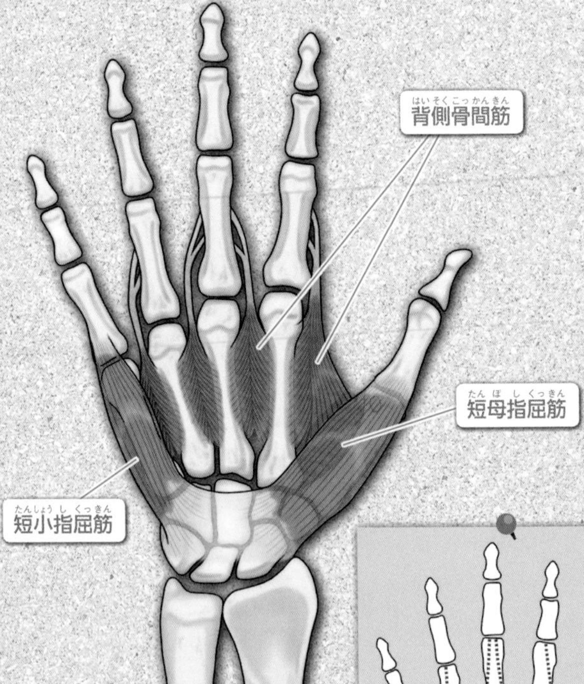

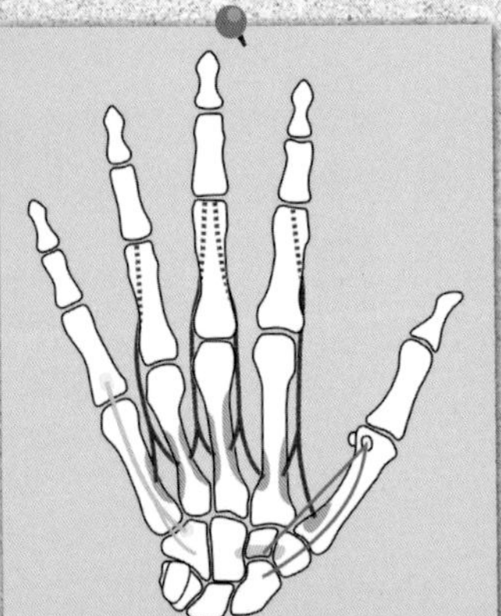

短《たん》母《ぼ》指《し》屈《くっ》筋《きん》【flexor pollicis brevis muscle】

母指球内側にある筋で、浅頭と深頭に区分される。

起始 :屈筋支帯(浅頭)

:大・小菱形骨(深頭) ➡P90

停止 :母指中手骨(種子骨) ➡P56

神経 :正中神経(浅頭)

:尺骨神経(深頭)(C8–T1)

作用 :母指MP関節の屈曲 ➡P194

短《たん》小《しょう》指《し》屈《くっ》筋《きん》【flexor digiti minimi brevis muscle of hand】

起始 :有鉤骨鉤、屈筋支帯 ➡P56

停止 :小指基節骨底 ➡P56

神経 :尺骨神経(C8–T1)

作用 :小指MP関節の屈曲 ➡P194

背《はい》側《そく》骨《こっ》間《かん》筋《きん》【dorsal interossei muscles of hand】

筋頭は2頭に分かれ、隣接する中手骨につく。

起始 :中手骨体側面(第1–5) ➡P56

停止 :基節骨体(第2–4) ➡P56

神経 :尺骨神経(C8–T1)

作用 :MP関節の屈曲、IP関節の伸展、指の外転(第3指を中心として) ➡P194 ➡P194

上肢《じょうし》の筋《きん》(手《て》)④

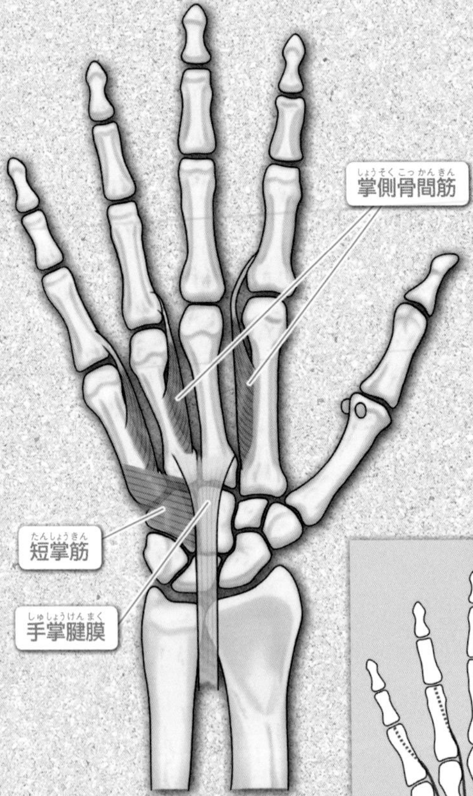

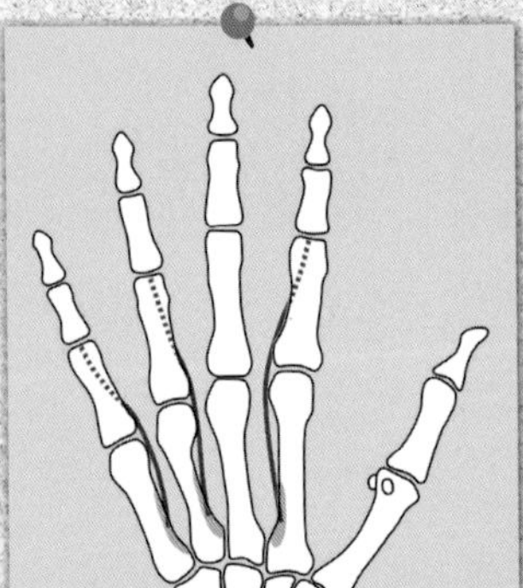

短《たん》掌《しょう》筋《きん》【palmaris brevis muscle】

手掌小指側浅層にある小さな筋。

起始 :手掌腱膜

停止 :小指球の皮膚

神経 :尺骨神経(C8-T1)

作用 :手掌腱膜の緊張

掌《しょう》側《そく》骨《こっ》間《かん》筋《きん》【palmar interossei muscles】

起始 :第2、4、5中手骨体 ➡P56

停止 :第2、4、5指背腱膜

神経 :尺骨神経(C8-T1)

作用 :第2、4、5指MP関節 ➡P194 の屈曲、第2、4、5指IP関節 ➡P194 の伸展、第2、4、5指の内転

下《か》肢《し》の筋《きん》(下《か》肢《し》帯《たい》①・大《だい》腿《たい》伸《しん》側《そく》)

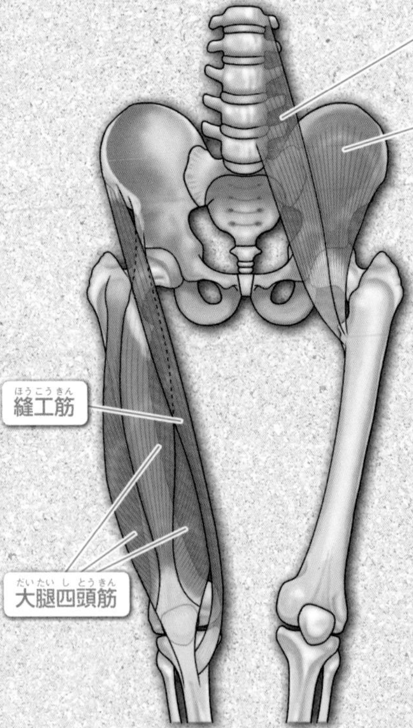

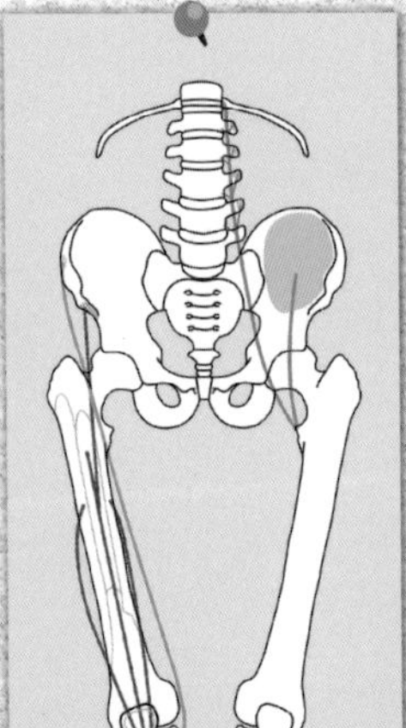

腸《ちょう》腰《よう》筋《きん》【iliopsoas muscle】

骨盤内壁を埋める大型の筋で、**腸骨筋**と**大腰筋**に分かれる*。

起始　:腸骨窩 ➡P60（腸骨筋）

　　　:第1-5腰椎椎体 ➡P34、肋骨突起 ➡P36（大腰筋）

停止　:大腿骨小転子 ➡P66

神経　:大腿神経、腰神経叢の筋枝（L1-3）

作用　:股関節 ➡P200の屈曲、下肢の外旋・内転

　　　:体幹の前屈（大腰筋の両側）・側屈（大腰筋の一側）

＊まれに小腰筋をみとめる。

大《だい》腿《たい》四《し》頭《とう》筋《きん》【quadriceps femoris muscle】

大腿前面にある筋で、**大腿直筋**、**外側広筋**、**中間広筋**、**内側広筋**に区分。

起始　:下前腸骨棘 ➡P60、寛骨臼 ➡P62上縁（大腿直筋）

　　　:大腿骨体（外側広筋、中間広筋、内側広筋）

停止　:脛骨粗面 ➡P68（停止腱は膝蓋靭帯 ➡P202となり脛骨粗面 ➡P68に付着）

神経　:大腿神経（L2-4）

作用　:膝関節 ➡P202の伸展、股関節 ➡P200の屈曲（直筋）、体幹の前屈（直筋）

縫《ほう》工《こう》筋《きん》【sartorius muscle】

大腿前面を斜め下方に走行する細長い筋。停止腱は**鵞《が》足《そく》**を形成する。

起始　:上前腸骨棘 ➡P60

停止　:脛骨粗面 ➡P68内側

神経　:大腿神経（L2-3）

作用　:股関節 ➡P200の屈曲・外転・外旋、膝関節 ➡P202の屈曲・内旋

膝《しつ》関《かん》節《せつ》筋《きん》【articularis genus muscle】

膝関節 ➡P202上部にある小さな筋。小さい筋でイラストには掲載していない。

作用　:膝関節包の引き上げ

下肢《かし》の筋《きん》（下肢帯《かしたい》）②

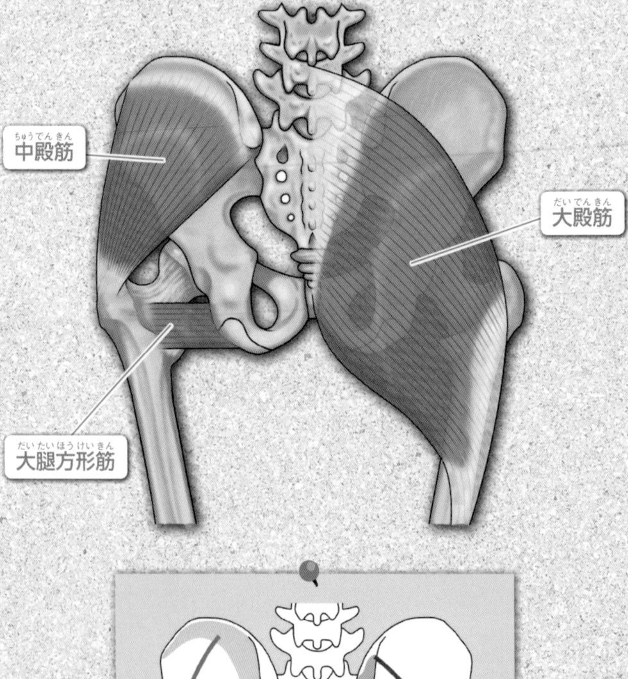

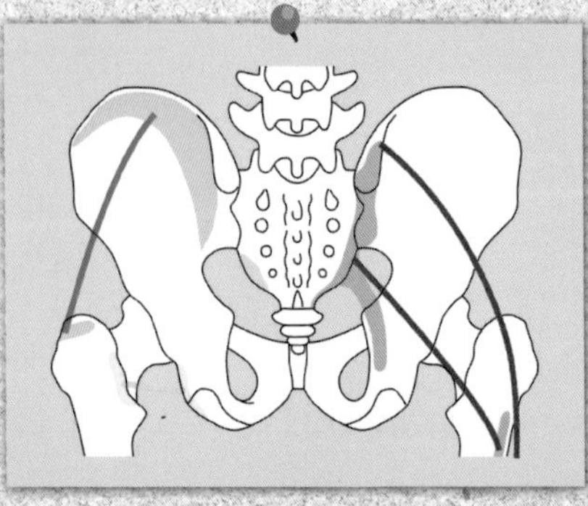

大《だい》殿《でん》筋《きん》【gluteus maximus muscle】

殿部の最表層をおおう大型の厚みのある筋。

起始 :後殿筋線➡P62、仙骨後面外側➡P38、胸腰筋膜➡P90、仙結節靭帯➡P200

停止 :腸脛靭帯➡P88、大腿骨殿筋粗面➡P66

神経 :下殿神経（L5-S2）

作用 :股関節➡P200の伸展・外旋・外転（上部線維）・内転（下部線維）

中《ちゅう》殿《でん》筋《きん》【gluteus medius muscle】

殿部第2層にある筋。

起始 :腸骨翼➡P60上部、前殿筋線➡P62

停止 :大腿骨大転子➡P62

神経 :上殿神経（L4-S1）

作用 :股関節➡P200の外転・外旋、体幹の側屈（停止が固定）

大《だい》腿《たい》方《ほう》形《けい》筋《きん》【quadratus femoris muscle】

起始 :坐骨結節➡P62

停止 :転子間稜➡P66

神経 :仙骨神経叢の筋枝（L5-S1）

作用 :股関節➡P200の外旋・内転

下肢《かし》の筋《きん》(下肢帯《かしたい》)③

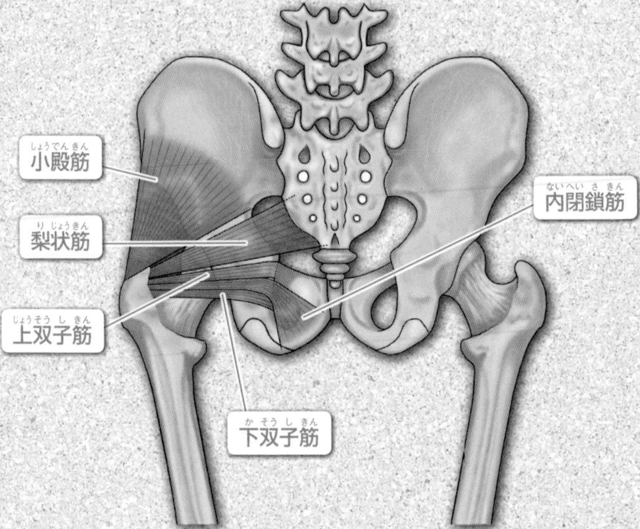

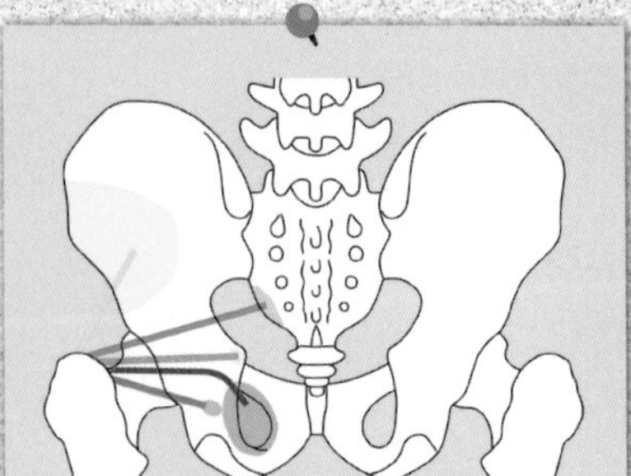

小《しょう》殿《でん》筋《きん》【gluteus minimus muscle】

殿部の最深層にある三角形の筋。

起始 :腸骨下殿筋線 ➡P62

停止 :大腿骨大転子 ➡P66

神経 :上殿神経(L4–S1)

作用 :股関節の外転、屈曲位での伸展、伸展位での屈曲 ➡P200

梨《り》状《じょう》筋《きん》【piriformis muscle】

起始 :仙骨前面下部外側縁 ➡P38

停止 :大腿骨大転子 ➡P66

神経 :仙骨神経叢の筋枝(L5–S2)

作用 :股関節の外旋・伸展・外転 ➡P200

双《そう》子《し》筋《きん》【gemellus muscle】

上双子筋と**下双子筋**に区分される。

起始 :坐骨棘(上双子筋) ➡P62

:坐骨結節(下双子筋) ➡P62

停止 :大腿骨転子窩 ➡P66

神経 :仙骨神経叢の筋枝(L5–S1)

作用 :股関節の外旋・伸展 ➡P200

内《ない》閉《へい》鎖《さ》筋《きん》【internal obturator muscle】

起始 :閉鎖膜 ➡P139

停止 :大腿骨転子窩 ➡P66

神経 :仙骨神経叢の筋枝(L5–S1)

作用 :股関節の外旋・伸展 ➡P200

下肢《かし》の筋《きん》(下肢帯《かしたい》)④

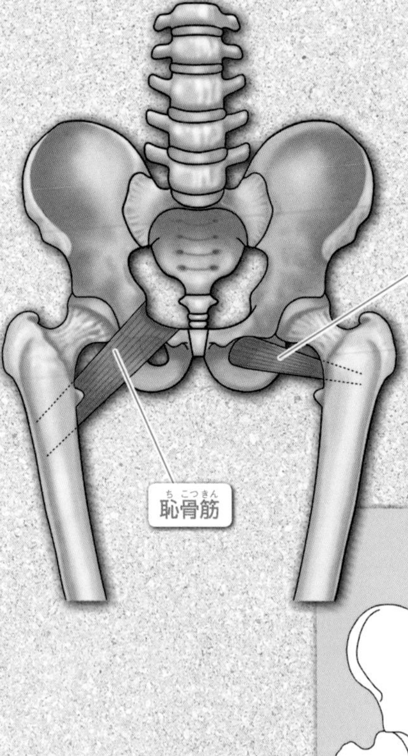

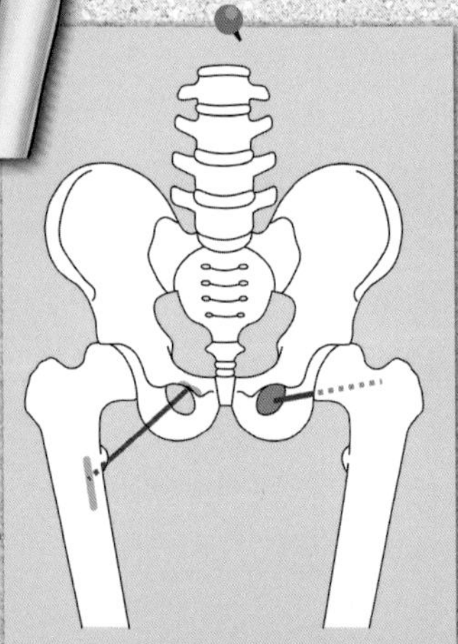

恥《ち》骨《こつ》筋《きん》【pectineus muscle】

大腿内側上縁にある筋。

起始　:恥骨上枝➡P60（恥骨櫛）

停止　:大腿骨粗線内側唇➡P66（恥骨筋線）

神経　:大腿神経、閉鎖神経（L2-3）

作用　:股関節➡P200の内転・外旋

外《がい》閉《へい》鎖《さ》筋《きん》【external obturator muscle】

恥骨筋の後部に位置する。

起始　:閉鎖膜

停止　:転子窩➡P66

神経　:閉鎖神経（L3-4）

作用　:股関節➡P200の内転・外旋

*閉《へい》鎖《さ》膜《まく》【obturator membrane】

寛骨閉鎖孔➡P62をおおう結合組織性の膜。外閉鎖筋と内閉鎖筋➡P136の起始となる。閉鎖管➡P63が存在し、閉鎖神経、閉鎖動脈及び閉鎖静脈が通る。

下肢《かし》の筋《きん》（大腿屈側《だいたいくっそく》）

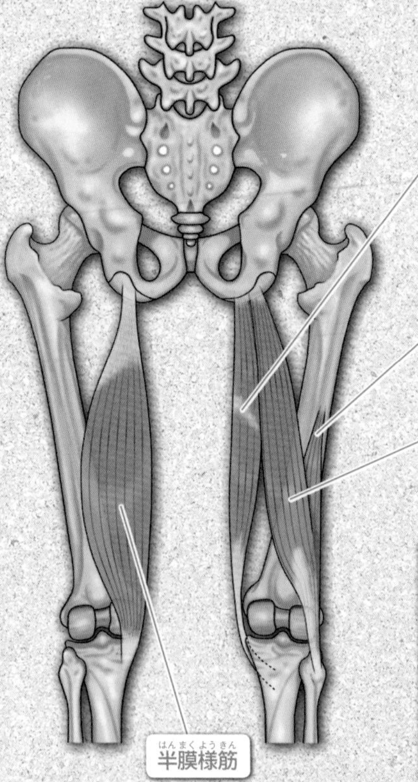

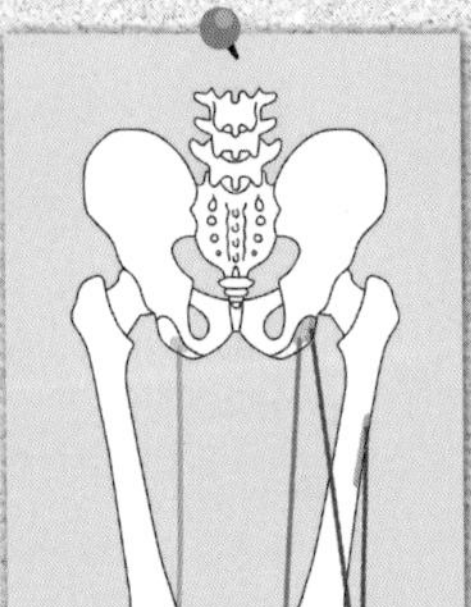

大《だい》腿《たい》二《に》頭《とう》筋《きん》【biceps femoris muscle】

大腿の後面中央を縦に走行する筋で、**長頭**と**短頭**に二分される。ハムストリングスの1つ。

起始 :坐骨結節 ➡P62 (長頭)

:大腿骨粗線内側唇中央 ➡P66 (短頭)

停止 :腓骨頭 ➡P68

神経 :坐骨神経脛骨神経部 (長頭)

:総腓骨神経部 (短頭) L5-S2

作用 :膝関節 ➡P202 の屈曲・外旋、股関節 ➡P200 の伸展

半《はん》腱《けん》様《よう》筋《きん》【semitendinosus muscle】

ハムストリングスの1つで、停止腱は鵞《が》足《そく》を形成する。

起始 :坐骨結節 ➡P62

停止 :脛骨粗面内側 ➡P68

神経 :坐骨神経脛骨神経部 (L5-S2)

作用 :膝関節 ➡P202 の屈曲・内旋、股関節 ➡P200 の伸展

半《はん》膜《まく》様《よう》筋《きん》【semimembranosus muscle】

大腿の後面内側を縦に走行する筋。ハムストリングスの1つ。

起始 :坐骨結節 ➡P62

停止 :脛骨内側顆後面 ➡P68

神経 :坐骨神経脛骨神経部 (L5-S2)

作用 :膝関節 ➡P202 の屈曲・内旋、股関節 ➡P200 の伸展

下肢《かし》の筋《きん》（大腿内側《だいたいないそく》）

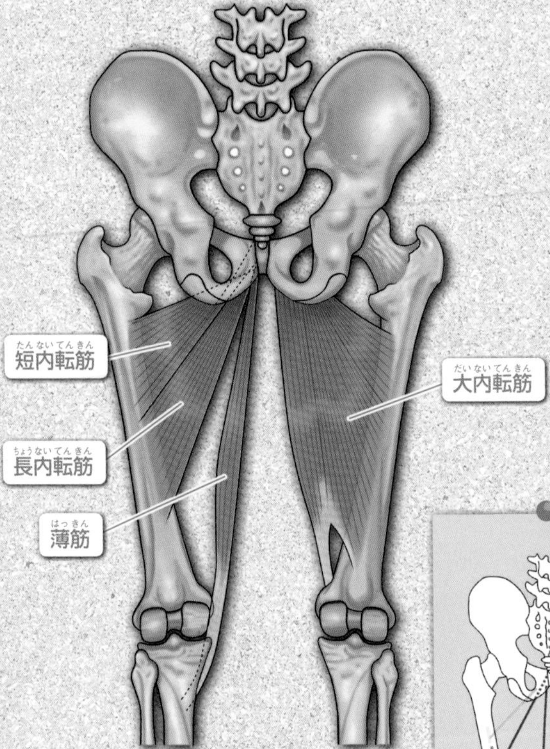

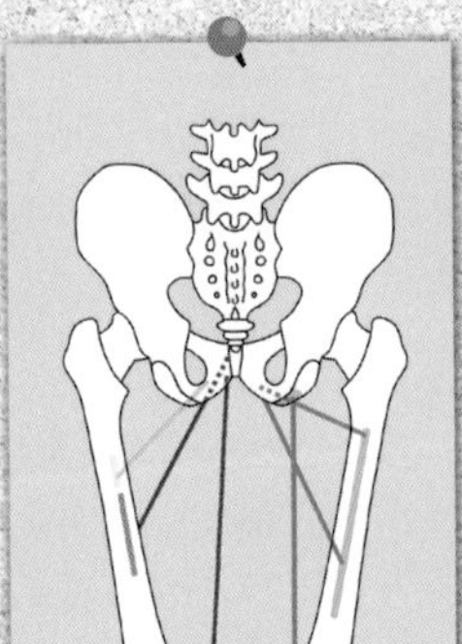

大《だい》内《ない》転《てん》筋《きん》【adductor magnus muscle】

大腿の内側にある大きな筋。

起始 :恥骨下枝、坐骨枝、坐骨結節
➡P60 ➡P62 ➡P62

停止 :大腿骨粗線内側唇、内転筋結節
➡P66 ➡P66

神経 :脛骨神経、閉鎖神経(L2-4)

作用 :股関節の内転・外旋・伸展
➡P200

長《ちょう》内《ない》転《てん》筋《きん》*【adductor longus muscle】

起始 :恥骨結合
➡P78

停止 :大腿骨粗線内側唇(中部)
➡P66

神経 :閉鎖神経(L2-4)

作用 :股関節の内転・外旋
➡P200

短《たん》内《ない》転《てん》筋《きん》**【adductor brevis muscle】

起始 :恥骨下枝
➡P60

停止 :大腿骨粗線内側唇(上部)
➡P66

神経 :閉鎖神経(L2-3)

作用 :股関節の内転・外旋
➡P200

＊&＊＊この2筋は、伸展位で屈曲、屈曲位で伸展に作用する。

薄《はっ》筋《きん》【gracilis muscle】

起始 :恥骨下枝
➡P60

停止 :脛骨粗面内側(鵞《が》足《そく》を形成)
➡P68

神経 :閉鎖神経(L2-3)

作用 :股関節の内旋、膝関節の屈曲
➡P200 ➡P202

下《か》肢《し》の筋《きん》（下《か》腿《たい》伸《しん》側《そく》）

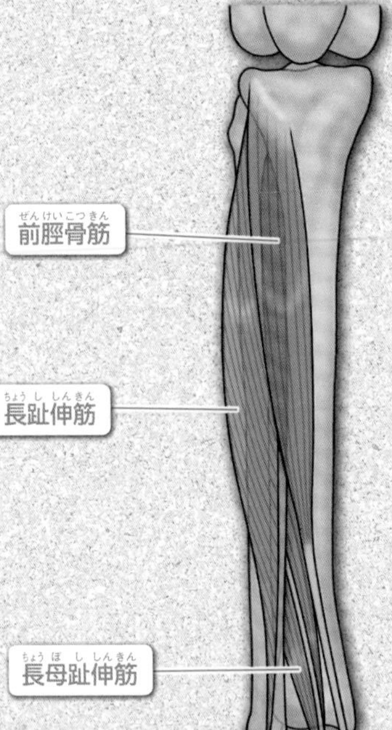

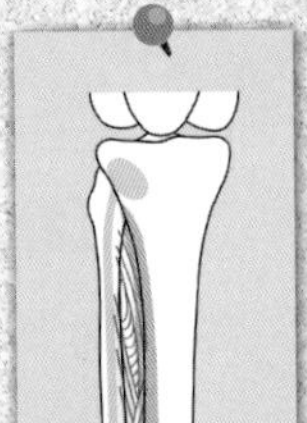

前《ぜん》脛《けい》骨《こつ》筋《きん》【tibialis anterior muscle】

下腿前面を縦に走行する筋。

起始 :脛骨外側顆 ➡P68、脛骨粗面外側 ➡P68、下腿骨間膜 ➡P202(上部)

停止 :内側楔状骨 ➡P74、第1中足骨底 ➡P74

神経 :深腓骨神経(L4–5)

作用 :足関節 ➡P206の背屈(伸展)・内反、下腿の前傾・外旋

長《ちょう》母《ぼ》趾《し》伸《しん》筋《きん》【extensor hallucis longus muscle】

起始 :下腿骨間膜 ➡P202、腓骨体中央 ➡P68(内側縁)

停止 :母趾末節骨底 ➡P74

神経 :深腓骨神経(L5)

作用 :母趾の背屈(伸展)、足関節 ➡P206の背屈(伸展)・内反、下腿の前傾

長《ちょう》趾《し》伸《しん》筋《きん》【extensor digitorum longus muscle】

起始 :腓骨頭 ➡P68、脛骨外側顆 ➡P68

停止 :第2–5趾趾背腱膜

神経 :深腓骨神経(L5–S1)

作用 :足趾の背屈(伸展)、下腿の前傾、足関節 ➡P206の外反(軽度)

下《か》肢《し》の筋《きん》（下《か》腿《たい》外《がい》側《そく》）

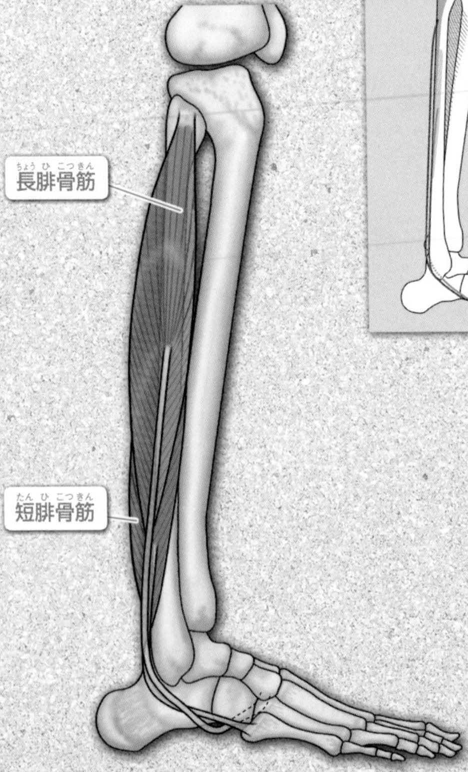

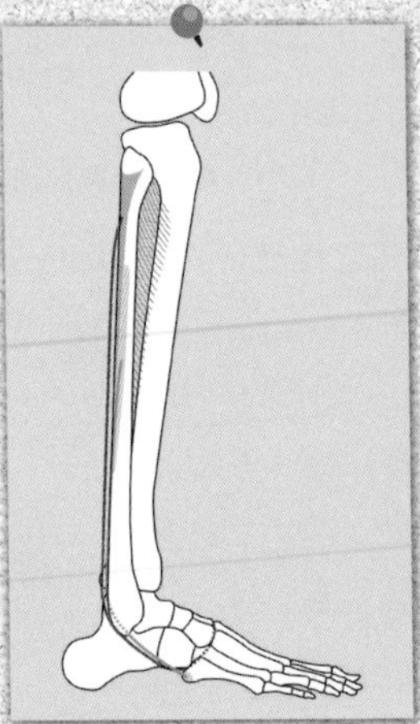

長《ちょう》腓《ひ》骨《こつ》筋《きん》* 【peroneus longus muscle】

下腿外側を縦に走行する筋。停止腱は足底を横断し、内側楔状骨に達する。

起始 :腓骨頭、下腿筋膜
➡P68

停止 :内側楔状骨(底面)
➡P74

神経 :浅腓骨神経(L5-S1)

作用 :足関節の底屈(屈曲)・外反
➡P206

短《たん》腓《ひ》骨《こつ》筋《きん》** 【peroneus brevis muscle】

長腓骨筋の下層を走行する。

起始 :腓骨体下部3分の2
➡P68

停止 :第5中足骨底(外側)
➡P74

神経 :浅腓骨神経(L5-S1)

作用 :足関節の底屈(屈曲)・外反
➡P206

*&**この2筋の腱は、外果下部で**上腓骨筋支帯**と**下腓骨筋支帯**によって支持される。

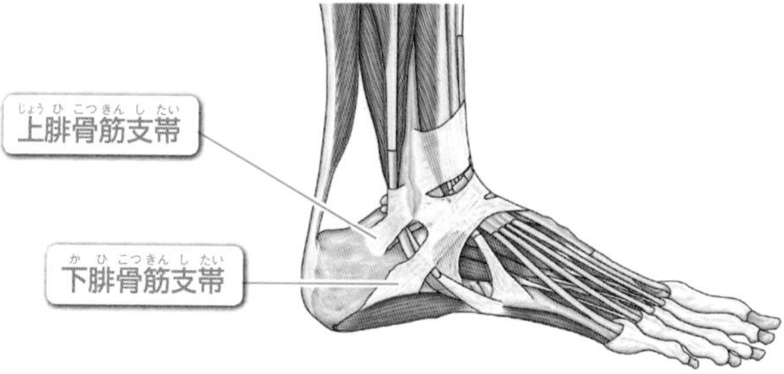

下《か》肢《し》の筋《きん》(下《か》腿《たい》屈《くっ》側《そく》)①

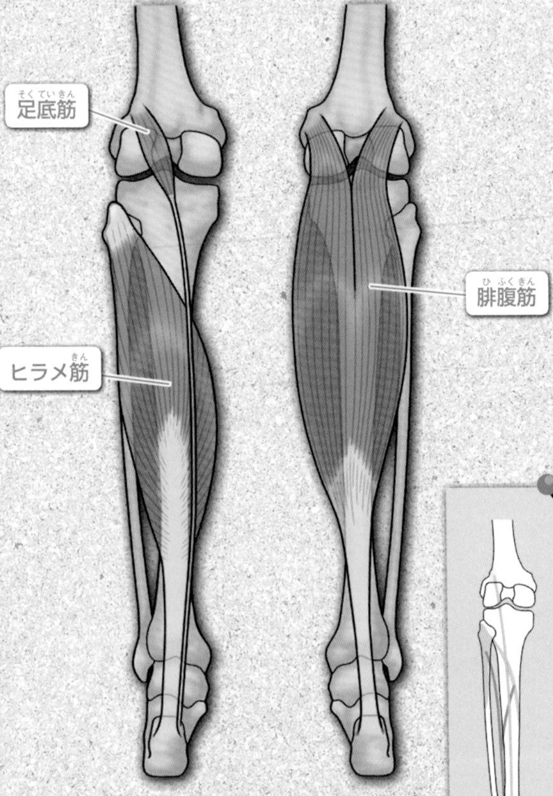

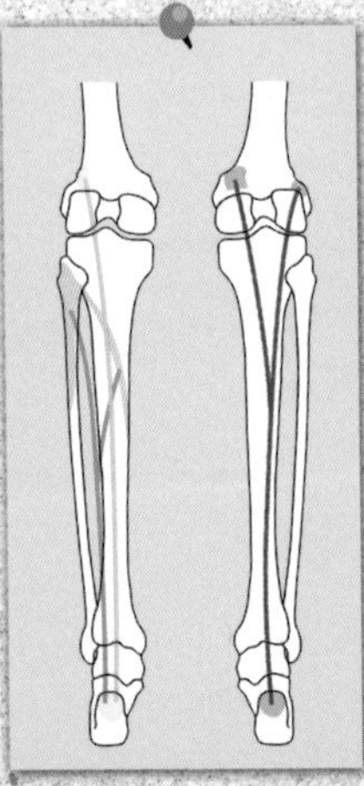

腓《ひ》腹《ふく》筋《きん》【gastrocnemius muscle】

下腿後面浅層にある筋で、**外側頭**と**内側頭**の2頭に分かれる。ヒラメ筋と**下腿三頭筋**を形成し、停止腱は**アキレス腱**となる。

起始 :大腿骨外側上顆 ➡P66 (外側頭)

:大腿骨内側上顆 ➡P66 (内側頭)

停止 :踵骨隆起 ➡P72

神経 :脛骨神経 (S1-2)

作用 :足関節の底屈 ➡P206 (屈曲)・軽い内反

:膝関節の屈曲 ➡P202 (着席動作) (停止が固定されるとき)

ヒラメ筋《きん》【soleus muscle】

腓腹筋の下層にある筋で、腓腹筋と**下腿三頭筋**を形成。

起始 :腓骨頭 ➡P68 後面、脛骨ヒラメ筋線 ➡P68

停止 :踵骨隆起 ➡P72

神経 :脛骨神経 (S1-2)

作用 :足関節の底屈 ➡P206 (屈曲)・軽い内反

足《そく》底《てい》筋《きん》【plantaris muscle】

筋そのものの長さは5 ~ 6cmだが、とても長い腱をもつ。

起始 :膝関節包

停止 :踵骨隆起 ➡P72

神経 :脛骨神経 (S1-2)

作用 :下腿三頭筋の補助

下肢《かし》の筋《きん》（下腿屈側《かたいくっそく》）②

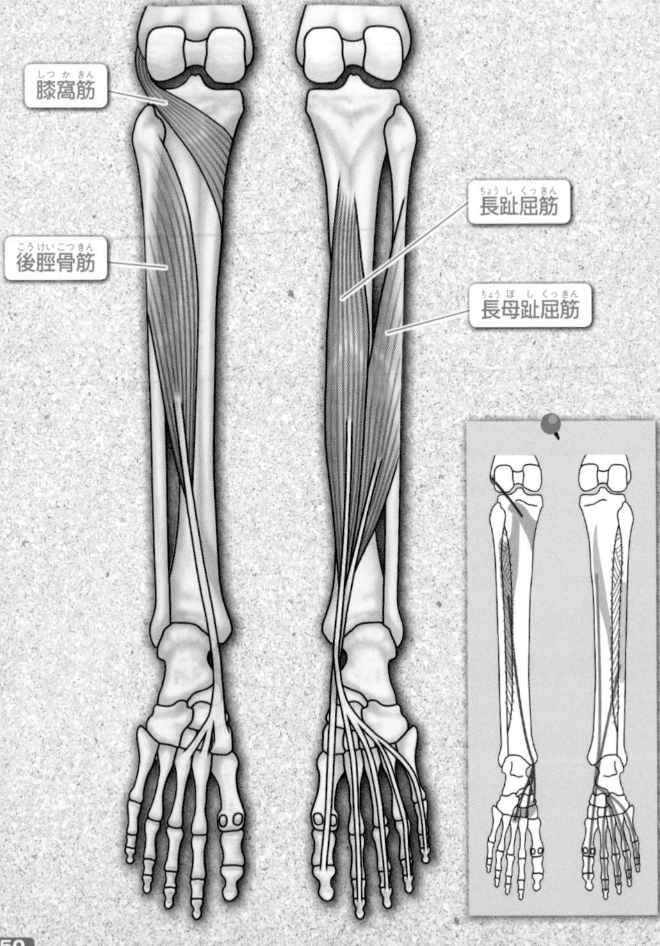

長《ちょう》母《ぼ》趾《し》屈《くっ》筋《きん》*【flexor hallucis longus muscle】

起始 :腓骨➡P68体後面（中央）

停止 :母趾末節骨➡P74底（底面）

神経 :脛骨神経（L5–S2）

作用 :母趾の底屈、足関節➡P206の内反・底屈（屈曲）

長《ちょう》趾《し》屈《くっ》筋《きん》**【flexor digitorum longus muscle】

起始 :脛骨➡P68体後面（中央）

停止 :第2–5趾末節骨➡P74底（底面）

神経 :脛骨神経（L5–S2）

作用 :足趾の底屈、足関節➡P206の内反・底屈（屈曲）

後《こう》脛《けい》骨《こつ》筋《きん》***【tibialis posterior muscle】

下腿後面の最深層にある筋。

起始 :下腿骨間膜➡P202、脛骨外側縁、腓骨内側縁

停止 :舟状骨➡P74下面、内側楔状骨➡P74下面、第2–4趾中足骨➡P74（底）

神経 :脛骨神経（L4–5）

作用 :足関節➡P206の内反・底屈（屈曲）

*, **, ***これら3筋の腱は、内果の下部で屈筋支帯に支持される。

膝《しつ》窩《か》筋《きん》【popliteus muscle】

起始 :大腿骨外側顆➡P66、膝関節包

停止 :脛骨上部後面

神経 :脛骨神経（L4–S1）

作用 :膝関節➡P202の屈曲・内旋

下《か》肢《し》の筋《きん》(足《あし》)①

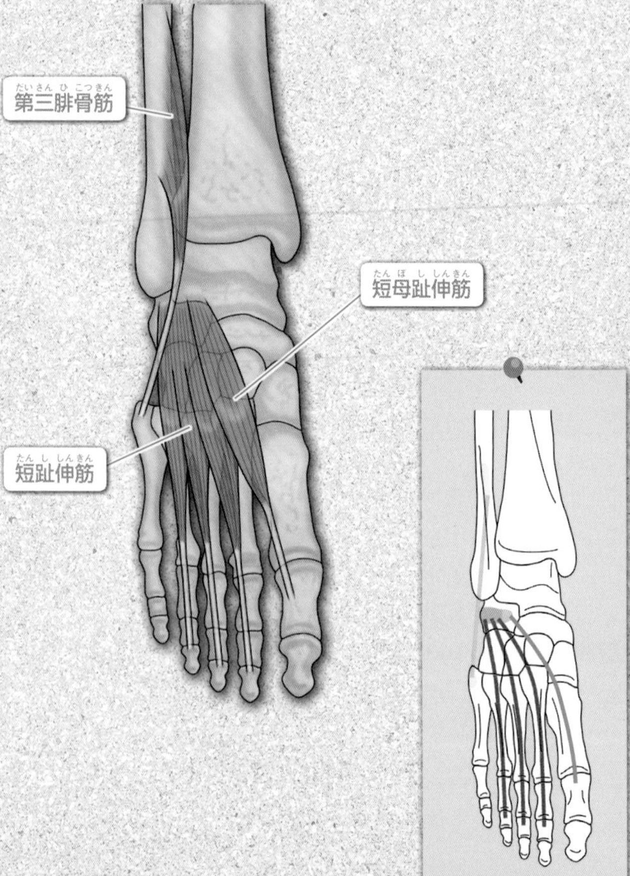

短《たん》母《ぼ》趾《し》伸《しん》筋《きん》【extensor hallucis brevis muscle】

足背の中央にある小さな筋。

起始 :踵骨（背面）
➡P72

停止 :母趾基節骨底（背面）
➡P74

神経 :深腓骨神経（L5-S1）

作用 :母趾の背屈（伸展）

短《たん》趾《し》伸《しん》筋《きん》【extensor digitorum brevis muscle】

起始 :踵骨（背面外側）
➡P72

停止 :第2-4趾背腱膜

神経 :深腓骨神経（L5-S1）

作用 :第2-4趾の背屈（伸展）

第《だい》三《さん》腓《ひ》骨《こつ》筋《きん》【peroneus tertius muscle】

長趾屈筋の分枝。
➡P150

起始 :腓骨下部内側縁
➡P68

停止 :小趾中足骨底（背面）
➡P74

神経 :深腓骨神経（L5-S1）

作用 :足の外反

下《か》肢《し》の筋《きん》(足《あし》)②

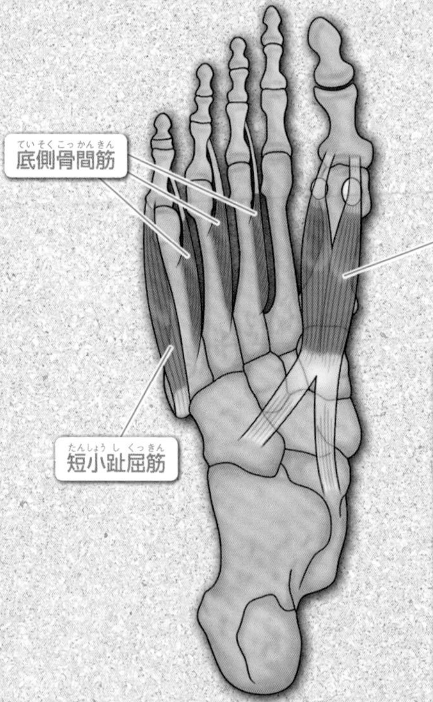

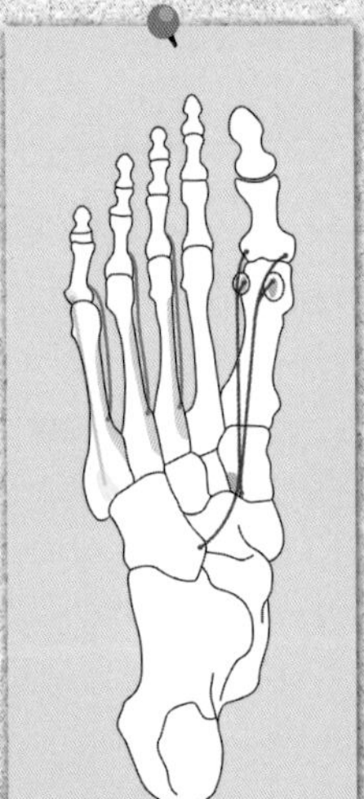

短《たん》母《ぼ》趾《し》屈《くっ》筋《きん》【flexor hallucis brevis muscle】

足底母趾側にある筋で、**外側頭**と**内側頭**に分かれる。

起始　:立方骨➡P74および長足底靭帯➡P208

停止　:母趾中足骨➡P74（種子骨）、基節骨底➡P74（底面）

神経　:内側足底神経（内側頭）

　　　:外側足底神経（外側頭）S1-2

作用　:母趾MP関節➡P206の底屈（屈曲）

短《たん》小《しょう》趾《し》屈《くっ》筋《きん》【flexor digiti minimi brevis muscle of foot】

足底小趾側にある筋。

起始　:第5中足骨底➡P74（底面）、長足底靭帯➡P208

停止　:小趾基節骨底➡P74

神経　:外側足底神経（S1-2）

作用　:小趾MP関節➡P206の底屈（屈曲）・外転

底《てい》側《そく》骨《こっ》間《かん》筋《きん》【interossei plantares muscles】

起始　:第3-5中足骨体➡P74（内側）

停止　:第3-5趾基節骨➡P74

神経　:外側足底神経（S2-3）

作用　:MP関節➡P206の屈曲、IP関節➡P206の伸展、足趾の内転

下《か》肢《し》の筋《きん》(足《あし》)③

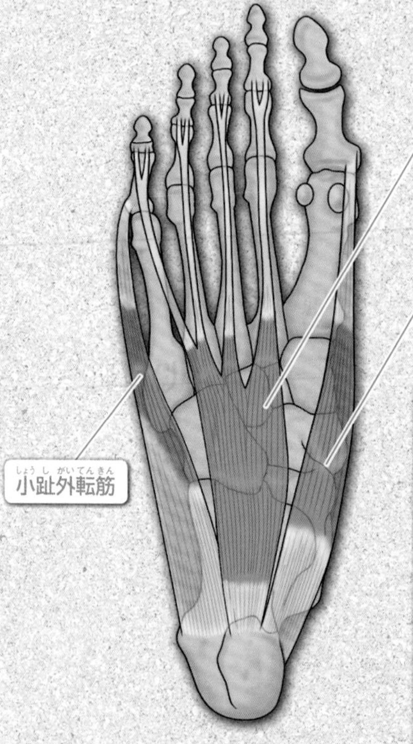

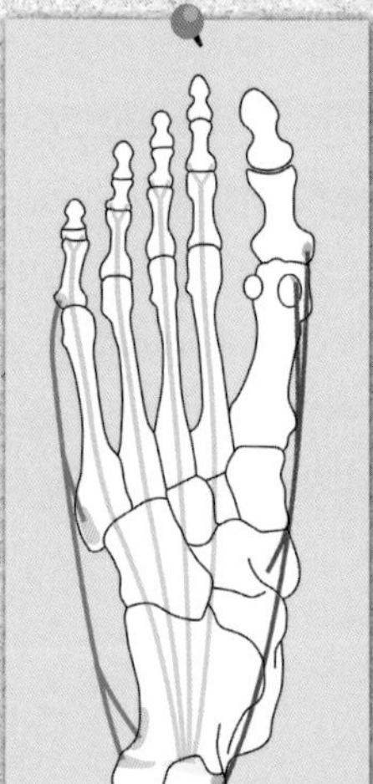

母《ぼ》趾《し》外《がい》転《てん》筋《きん》【abductor hallucis muscle】

足底の最内側に位置する。

起始 :踵骨隆起➡P72内側突起、足底腱膜➡P159

停止 :母趾基節骨➡P74底(内側)、種子骨➡P74(内側)

神経 :内側足底神経(S1-2)

作用 :母趾の外転・底屈

小《しょう》趾《し》外《がい》転《てん》筋《きん》【abductor digiti minimi muscle of foot】

足底の最外側に位置する。

起始 :踵骨➡P72外側縁、足底腱膜➡P159

停止 :小趾基節骨➡P74底(外側)

神経 :外側足底神経(S1-3)

作用 :小趾の外転・底屈

短《たん》趾《し》屈《くっ》筋《きん》【flexor digitorum brevis muscle】

起始 :踵骨➡P72隆起、足底腱膜➡P159

停止 :第2-5趾中節骨➡P74底底面(末端は2尖に分れる)

神経 :内側足底神経(S1-2)

作用 :第2-5趾MP・PIP関節➡P206の底屈、縦足弓の保持

下肢《かし》の筋《きん》(足《あし》)④

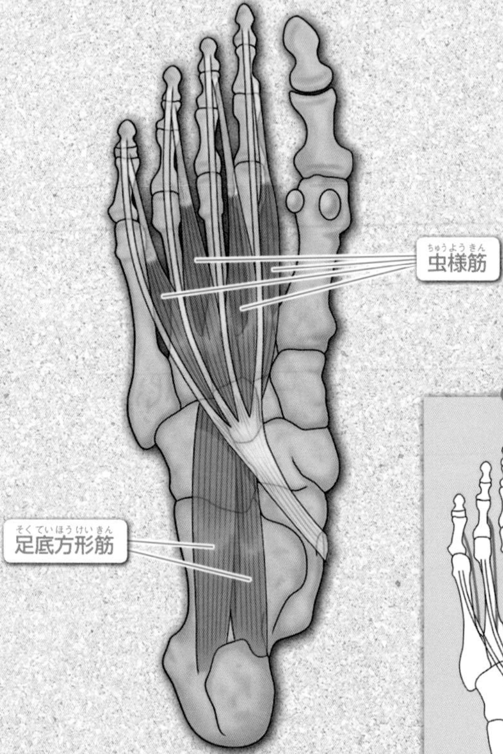

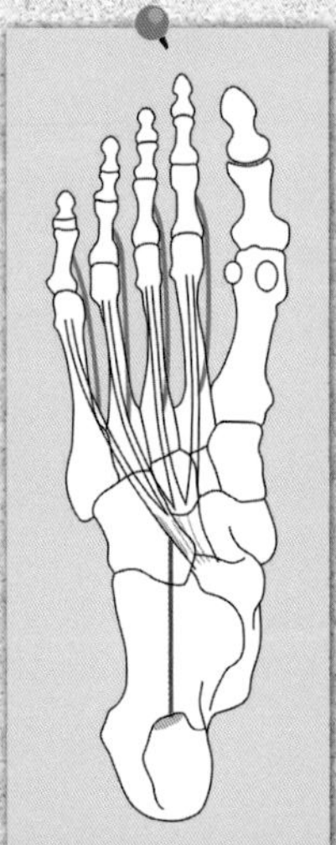

足《そく》底《てい》方《ほう》形《けい》筋《きん》【quadratus plantae muscle】

足底の中央に位置する筋。

起始 :踵骨隆起 ➡P72(底)

停止 :長趾屈筋腱 ➡P150

神経 :外側足底神経(S1-3)

作用 :第2-5趾の底屈(屈曲)補助、縦足弓の保持

虫《ちゅう》様《よう》筋《きん》【lumbrical muscles of foot】

起始 :長趾屈筋腱 ➡P150

停止 :第2-5趾基節骨 ➡P74底

神経 :外側および内側足底神経(S2-3)

作用 :足のMP関節 ➡P206の底屈(屈曲)・内転

＊足《そく》底《てい》腱《けん》膜《まく》【plantar fascia】

足底に張る厚く強靭な腱膜。踵骨隆起 ➡P72底から中足骨に至る。

下《か》肢《し》の筋《きん》(足《あし》)⑤

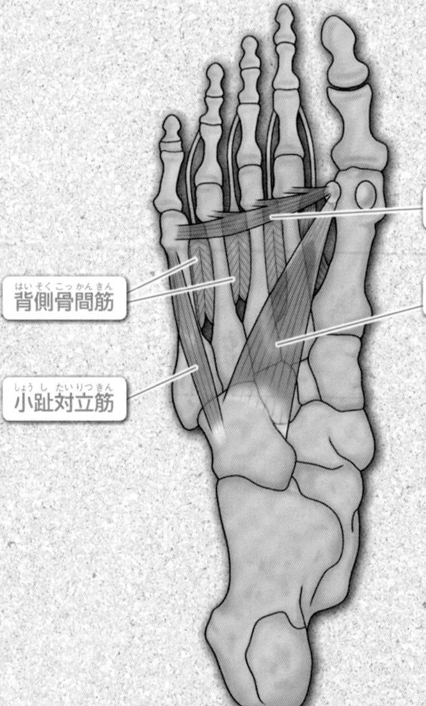

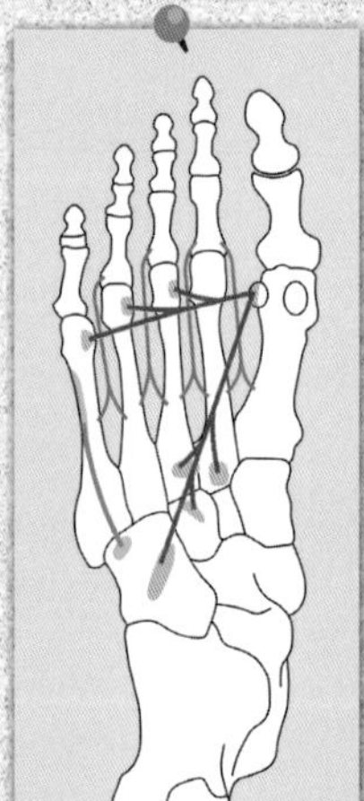

母《ぼ》趾《し》内《ない》転《てん》筋《きん》【adductor hallucis muscle】

足底の深層にある筋。**横頭**と**斜頭**に区分される。

起始 :第2-5趾MP関節➡P206関節包(横頭)

:第2-4趾中足骨➡P74底、立方骨➡P74、外側楔状骨➡P74(斜頭)

停止 :外側種子骨➡P74

神経 :外側足底神経(S2-3)

作用 :母趾の内転、足底弓の保持

小《しょう》趾《し》対《たい》立《りつ》筋《きん》【opponens digiti minimi pedis muscle】

起始 :長足底靭帯➡P208

停止 :第5中足骨➡P74体

神経 :外側足底神経(S1-2)

作用 :小趾の内旋

背《はい》側《そく》骨《こっ》間《かん》筋《きん》【dorsal interossei muscles of foot】

足の趾間に4本存在する。2頭に分れる。

起始 :中足骨➡P74体(側面)の第1外側、同第2-4両側、同第5内側

停止 :基節骨➡P74体の第2両側、同第3-4外側

神経 :外側足底神経(S2-3)

作用 :MP関節➡P206の屈曲、IP関節➡P206の伸展、足趾の外転

頭《とう》部《ぶ》の筋《きん》（表情《ひょうじょう》筋《きん》）

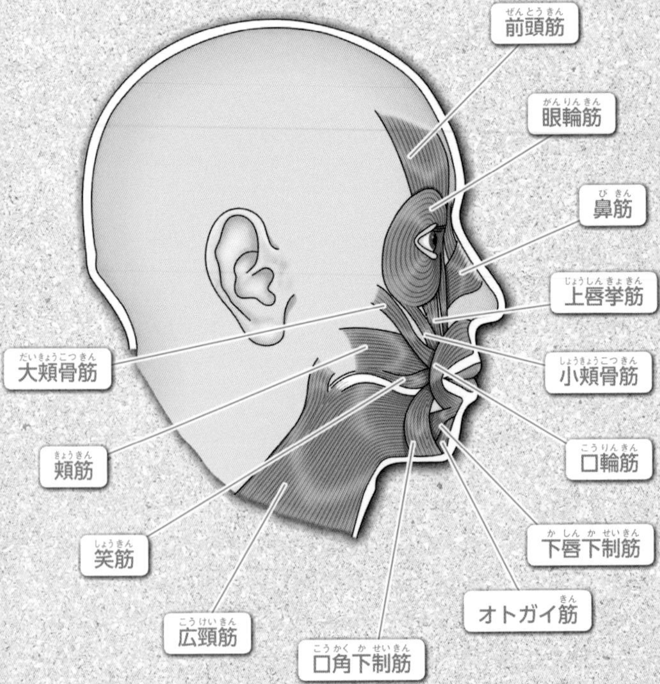

表情《ひょうじょう》筋《きん》【muscles of facial expression】

頭部浅層に分布し、表情運動を行う筋群の総称。顔面神経により支配される。以下に、主な筋*とその作用をまとめてみた。

筋の名称	作用
前頭筋《ぜんとうきん》【frontalis muscle】	額に横しわをよせる
眼輪筋《がんりんきん》【orbicularis oculi muscle】	眼瞼を閉じる
鼻筋《びきん》【nasalis muscle】	鼻背に横しわをよせる
上唇挙筋《じょうしんきょきん》【levator labii superior muscle】	上唇を挙上する
小頬骨筋《しょうきょうこつきん》【zygomaticus minor muscle】	上唇を挙上する
口輪筋《こうりんきん》【orbicularis oris muscle】	口唇を閉じる、口をすぼめる
下《か》唇《しん》下《か》制筋《せいきん》【depressor labii inferioris muscle】	下唇を下制する
オトガイ筋《きん》【mentalis muscle】	下唇を下制する
口角《こうかく》下《か》制筋《せいきん》【depressor anguli oris muscle】	口元（口角）を引き下げる
笑筋《しょうきん》【risorius muscle】	口元（口角）を軽く引き上げる
大頬骨筋《だいきょうこつきん》【zygomaticus major muscle】	口元（口角）を横へ引く
頬筋《きょうきん》【buccinator muscle】	頬をすぼめる
広頸筋《こうけいきん》【platysma muscle】	口角とオトガイの皮膚を下制する

＊その他、**皺眉筋**、**鼻根筋**、**耳介筋**などがある。

頭《とう》部《ぶ》の筋《きん》(咀《そ》嚼《しゃく》筋《きん》)①

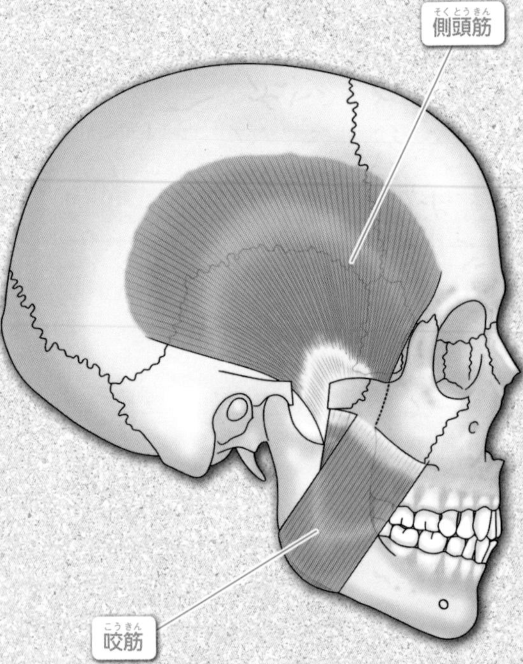

側頭筋《そくとうきん》【temporal muscle】

頭蓋外側の側頭窩➡P26を埋める筋。咀嚼筋の1つ。

起始 :側頭窩➡P26、側頭筋膜

停止 :下顎骨筋突起➡P20

神経 :下顎神経(深側頭神経)

作用 :下顎骨の挙上(咀嚼運動)

咬筋《こうきん》【masseter muscle】

下顎骨外側にある筋で、**外層**と**内層**に区分される。咀嚼筋の1つ。

起始 :頬骨➡P20下縁、頬骨弓➡P20

停止 :下顎角外側面

神経 :下顎神経(咬筋神経)

作用 :下顎骨の挙上(咀嚼運動)

*側頭筋膜《そくとうきんまく》【temporal fascia】

側頭筋をおおう筋膜。上側頭線から頬骨弓➡P20にかけて線維が走る。

頭《とう》部《ぶ》の筋《きん》(咀嚼筋《そしゃくきん》)②

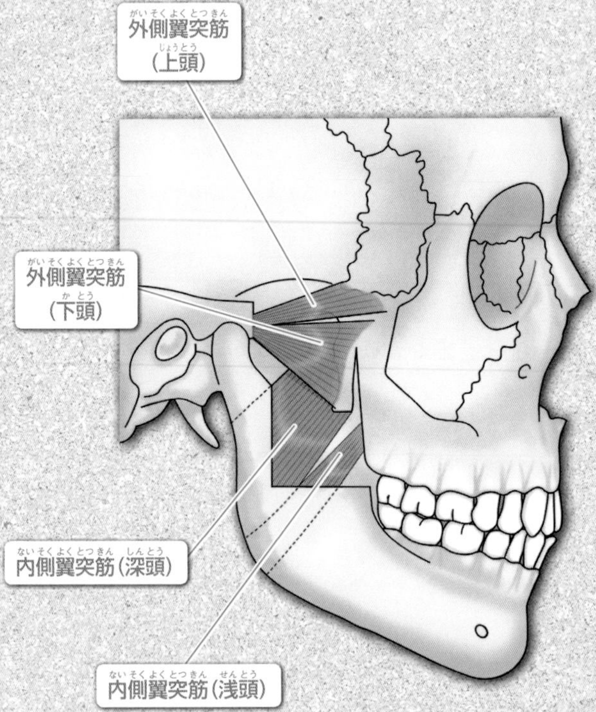

外《がい》側《そく》翼《よく》突《とつ》筋《きん》【lateral pterygoid muscle】

側頭下窩➡P26にある筋。**上頭**と**下頭**に区分される。

起始　:蝶形骨大翼➡P24側頭下稜（上頭）

　　　:蝶形骨翼状突起➡P26外側板（下頭）

停止　:顎関節の関節円板（上頭）

　　　:下顎骨関節突起➡P20（下頭）

神経　:下顎神経（外側翼突筋神経）

作用　:下顎骨を前方に引く・横に引く

内《ない》側《そく》翼《よく》突《とつ》筋《きん》【medial pterygoid muscle】

下顎枝➡P22の内側にある筋。**浅頭**と**深頭**に区分される。

起始　:上顎骨後面（浅頭）

　　　:蝶形骨➡P20翼突窩（深頭）

停止　:下顎角内面（翼突筋粗面）

神経　:下顎神経（内側翼突筋神経）

作用　:下顎骨を前方に引く・横に引く

頸部《けいぶ》の筋《きん》（前頸筋《ぜんけいきん》・舌骨筋《ぜっこつきん》①）

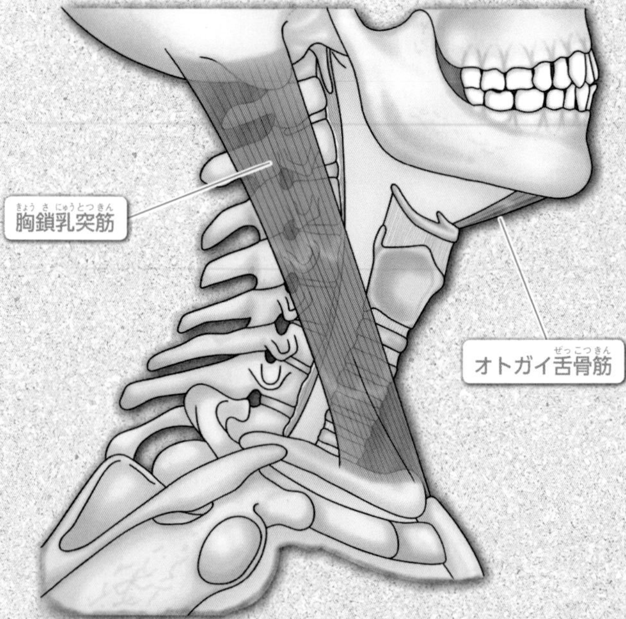

胸《きょう》鎖《さ》乳《にゅう》突《とつ》筋《きん》【sternocleidomastoid muscle】

頸部前面を斜めに走行する筋。起始は2端に分かれる。

起始 :胸骨➡P40柄上端、鎖骨内側2分の1(上縁)

停止 :側頭骨乳様突起➡P20、後頭骨上項線➡P22(外側縁)

神経 :副神経、頸神経叢の筋枝

作用 :頸部の回旋(反対側)、頭部の側屈(同側)、頭部を前に突き出す

オトガイ舌《ぜっ》骨《こつ》筋《きん》【geniohyoid muscle】

舌骨上筋の1つ。

起始 :下顎骨オトガイ棘➡P22

停止 :舌骨➡P30体(前縁)

神経 :舌下神経

作用 :舌骨➡P30を前上方へ引く(嚥下運動)、下顎骨を下後方へ引く(開口運動)

頸《けい》部《ぶ》の筋《きん》(舌骨筋《ぜっこつきん》)②

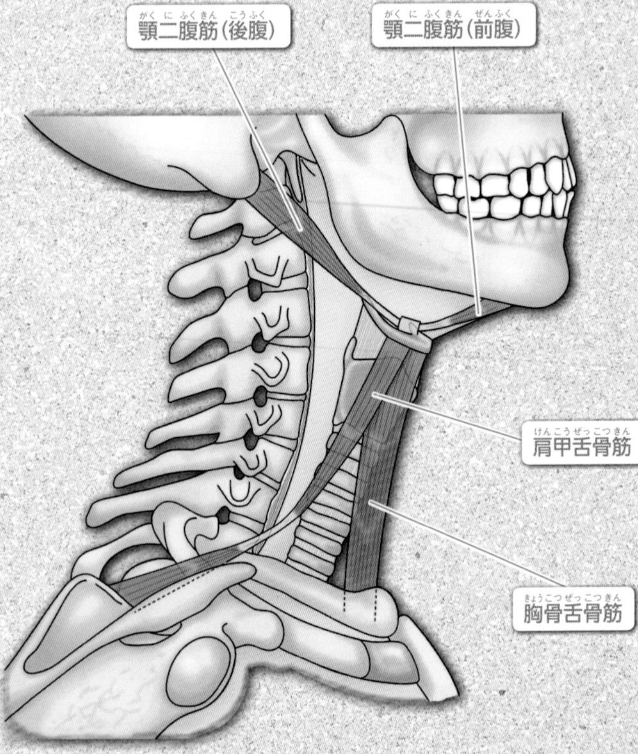

顎《がく》二《に》腹《ふく》筋《きん》【digastric muscle】

頸部上端にある筋。**前腹**と**後腹**に区分される。舌骨上筋の一つ。

起始 :下顎骨内側面（前腹）

:側頭骨乳突切痕（後腹）
➡P26

停止 :舌骨小角
➡P30

神経 :下顎神経（前腹）

:顔面神経（後腹）

作用 :舌骨の挙上
➡P30

:下顎骨の下制（前腹）

肩《けん》甲《こう》舌《ぜっ》骨《こつ》筋《きん》【omohyoid muscle】

舌骨下筋の一つ。

起始 :肩甲骨上縁
➡P44

停止 :舌骨体（下縁）
➡P30

神経 :頸神経ワナ

作用 :舌骨の下制
➡P30

胸《きょう》骨《こつ》舌《ぜっ》骨《こつ》筋《きん》【sternohyoid muscle】

舌骨下筋の一つ。

起始 :胸骨柄上端後面
➡P40

停止 :舌骨体（下縁）
➡P30

神経 :頸神経ワナ

作用 :舌骨の下制
➡P30

頸《けい》部《ぶ》の筋《きん》（舌骨筋《ぜっこつきん》）③

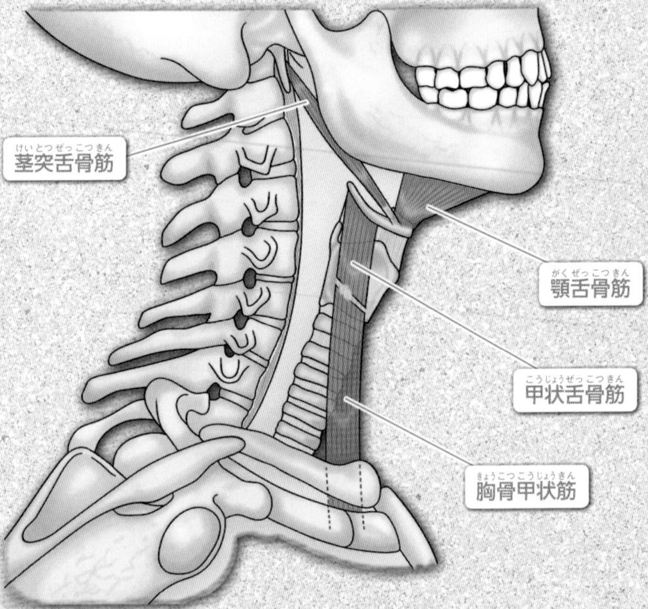

顎《がく》舌《ぜっ》骨《こつ》筋《きん》【mylohyoid muscle】

舌骨上筋の一つ。

起始 ：下顎骨顎舌骨筋線 ➡P22

停止 ：舌骨体（上縁） ➡P30

神経 ：下顎神経（顎舌骨筋神経）

作用 ：舌骨を前上方へ引く、下顎の下制（停止が固定されたとき） ➡P30

茎《けい》突《とつ》舌《ぜっ》骨《こつ》筋《きん》【stylohyoid muscle】

舌骨上筋の一つ。

起始 ：側頭骨茎状突起 ➡P26

停止 ：舌骨体 ➡P30

神経 ：顔面神経

作用 ：舌骨を後上方へ引く ➡P30

甲状《こうじょう》舌《ぜっ》骨《こつ》筋《きん》【thyrohyoid muscle】

舌骨下筋の一つ。

起始 ：甲状軟骨斜線

停止 ：舌骨大角 ➡P30

神経 ：舌下神経

作用 ：舌骨の下制、甲状軟骨の挙上（音程の調節） ➡P30

胸《きょう》骨《こつ》甲状《こうじょう》筋《きん》【sternothyroid muscle】

舌骨下筋の一つ。

起始 ：胸骨柄後面、第1肋軟骨後面 ➡P40 ➡P40

停止 ：甲状軟骨斜線

神経 ：頸神経ワナ

作用 ：甲状軟骨の下制

頸部《けいぶ》の筋《きん》(咽頭筋《いんとうきん》)

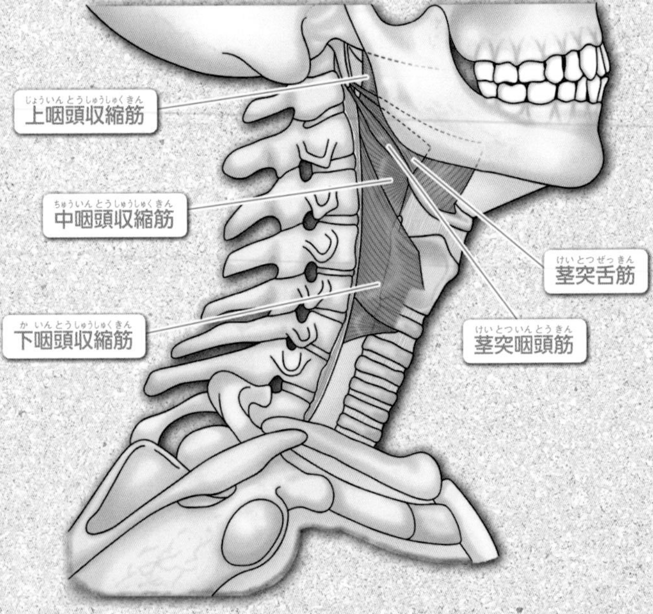

咽《いん》頭《とう》収縮《しゅうしゅく》筋《きん》【pharyngeal constrictors】

咽頭後壁を構成する筋群。**上咽頭収縮筋、中咽頭収縮筋、下咽頭収縮筋**に区分される。

起始 :翼状突起 ➡P26 内側板、翼突下顎縫線（上咽頭収縮筋）

:舌骨大角 ➡P30、小角 ➡P30（中咽頭収縮筋）

:甲状軟骨斜線、輪状軟骨（下咽頭収縮筋）

停止 :咽頭縫線

神経 :咽頭神経叢

作用 :咽頭の収縮

茎《けい》突《とつ》咽《いん》頭《とう》筋《きん》【stylopharyngeus muscle】

起始 :茎状突起 ➡P26

停止 :咽頭側壁

神経 :舌咽神経

作用 :咽頭の挙上

茎《けい》突《とつ》舌《ぜっ》筋《きん》【styloglossus muscle】

➡P185

起始 :茎状突起 ➡P26

停止 :舌内部

神経 :舌下神経

作用 :舌を後上方へ引く

頸《けい》部《ぶ》の筋《きん》(側《そく》頸《けい》筋《きん》・椎《つい》前《ぜん》筋《きん》)

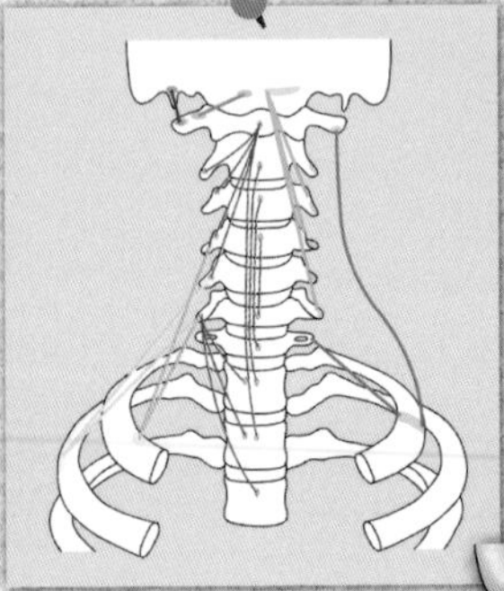

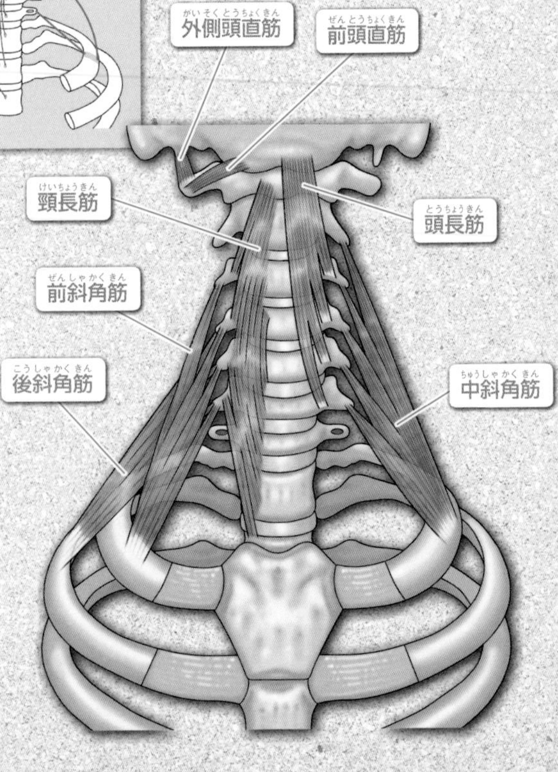

斜《しゃ》角《かく》筋《きん》【scalenus muscle】

側頸部にあり肋骨と頸椎を結ぶ。**前、中、後斜角筋**に区分される。

起始：第3-6頸椎横突起➡P34（前）：第2-7頸椎横突起➡P34（中）

：第4-6頸椎横突起➡P34（後）

停止：第1肋骨前斜角筋結節➡P42（前）：第1肋骨➡P42（中）：第2肋骨➡P42（後）

神経：頸神経前枝

作用：頸部の後屈（両側）・側屈（一側）、肋骨の挙上（吸気補助）

頭《とう》長《ちょう》筋《きん》【longus capitis muscle】

起始：第3-6頸椎横突起前結節➡P34　停止：大後頭孔前縁➡P24

神経：頸神経前枝　作用：頭部および頸部の前屈

頸《けい》長《ちょう》筋《きん》【longus colli muscle】

起始：頸椎横突起➡P34（上部）及び椎体前面➡P34（下部、垂直部）

停止：頸椎椎体前面➡P34（垂直部、上部）および横突起➡P34（下部）

神経：頸神経前枝　作用：頸部の前屈・側屈

前《ぜん》頭《とう》直《ちょく》筋《きん》【rectus capitis anterior muscle】

起始：環椎外側塊➡P34　停止：後頭骨底➡P20

神経：頸神経（C1）前枝　作用：頸部の前屈・側屈

外《がい》側《そく》頭《とう》直《ちょく》筋《きん》【rectus capitis lateralis muscle】

起始：環椎横突起➡P34　停止：後頭骨底➡P20

神経：頸神経（C1）前枝　作用：頭部の前屈・側屈

喉《こう》頭《とう》筋《きん》*

*声帯および喉頭の運動に関わる小さな筋群。

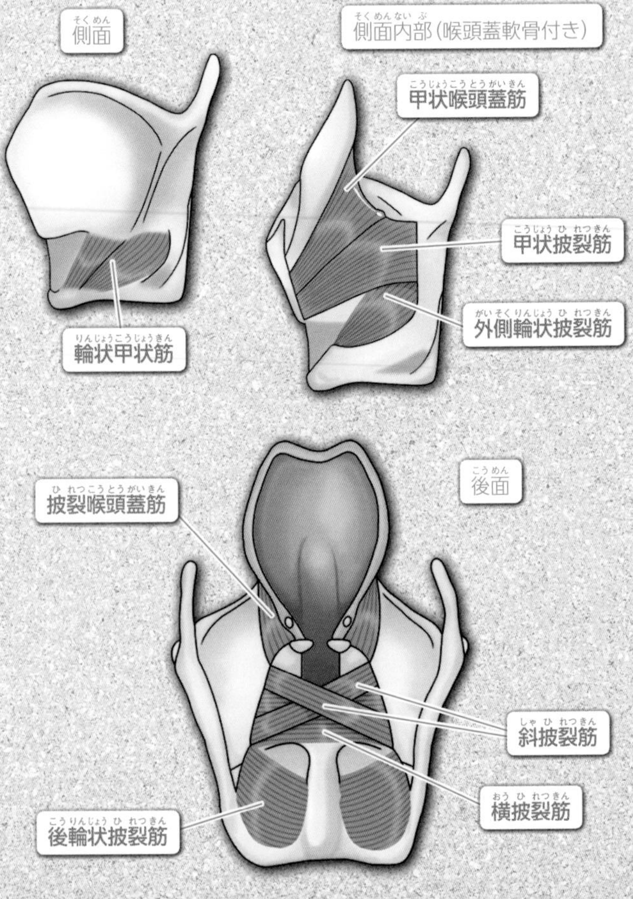

輪状甲状筋《りんじょうこうじょうきん》【cricothyroid muscle】

起始：輪状軟骨（前部）　停止：甲状軟骨（下縁）

神経：上喉頭神経　作用：甲状軟骨を引き下げる（声帯ヒダの緊張）

甲状喉頭蓋筋《こうじょうこうとうがいきん》【thyroepiglottic muscle】

起始：甲状軟骨（内面）　停止：喉頭蓋

神経：反回神経　作用：喉頭蓋の下制

甲状披裂筋《こうじょうひれつきん》【thyroarytenoid muscle】

起始：甲状軟骨（内面）　停止：披裂軟骨

神経：反回神経　作用：声門を閉じる

外側輪状披裂筋《がいそくりんじょうひれつきん》【lateral cricoarytenoid muscle】

起始：輪状軟骨　停止：披裂軟骨

神経：反回神経　作用：声門を閉じる

披裂喉頭蓋筋《ひれつこうとうがいきん》【aryepiglottic muscle】

作用：喉頭蓋を引き下げる

横披裂筋《おうひれつきん》【transverse arytenoid muscle】

左右の披裂軟骨の後面を横に結ぶ。

斜披裂筋《しゃひれつきん》【oblique arytenoid muscle】

左右の披裂軟骨の後面をたすき状に結ぶ。

作用：声門を閉じる

後輪状披裂筋《こうりんじょうひれつきん》【posterior cricoarytenoid muscle】

起始：輪状軟骨（後面）　停止：披裂軟骨（筋突起）

神経：反回神経　作用：声門を開く

骨《こつ》盤《ばん》底《てい》筋《きん》

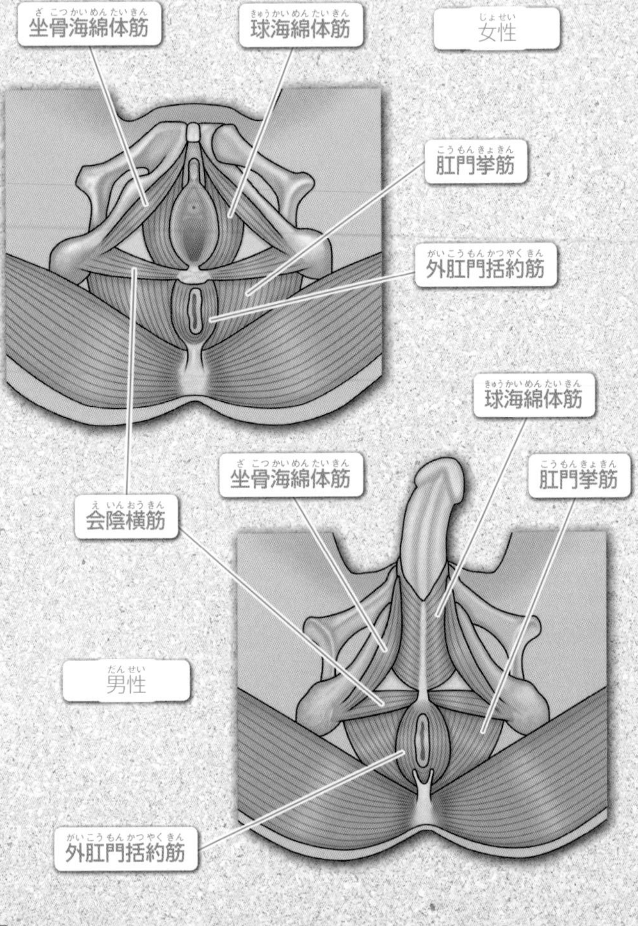

会《え》陰《いん》横《おう》筋《きん》【transverse perineal muscles】

会陰部を横に張る筋。**浅、深会陰横筋**に区分される。

起始 :恥骨下枝 ➡P60

停止 :会陰腱中心

神経 :陰部神経

肛《こう》門《もん》挙《きょ》筋《きん》【levator ani muscle】

腸骨尾骨筋、恥骨尾骨筋、恥骨直腸筋で構成される筋の総称。

起始 :肛門挙筋腱弓

停止 :肛門尾骨靭帯

神経 :仙骨神経叢の枝

作用 :骨盤内臓の支持

坐《ざ》骨《こつ》海《かい》綿《めん》体《たい》筋《きん》【ischiocavernous muscle】

起始 :坐骨棘 ➡P62

停止 :陰茎脚（陰核脚）

神経 :陰部神経

球《きゅう》海《かい》綿《めん》体《たい》筋《きん》【bulbospongiosus muscle】

起始 :会陰腱中心

停止 :陰茎（陰核）海綿体

神経 :陰部神経

外《がい》肛《こう》門《もん》括《かつ》約《やく》筋《きん》【sphincter ani externus muscle】

肛門を輪状に取り巻く筋。

神経 :陰部神経

作用 :肛門を閉める

眼《め》の筋《きん》(外眼筋《がいがんきん》*)

*眼球の向きを変える6つの筋肉の総称。

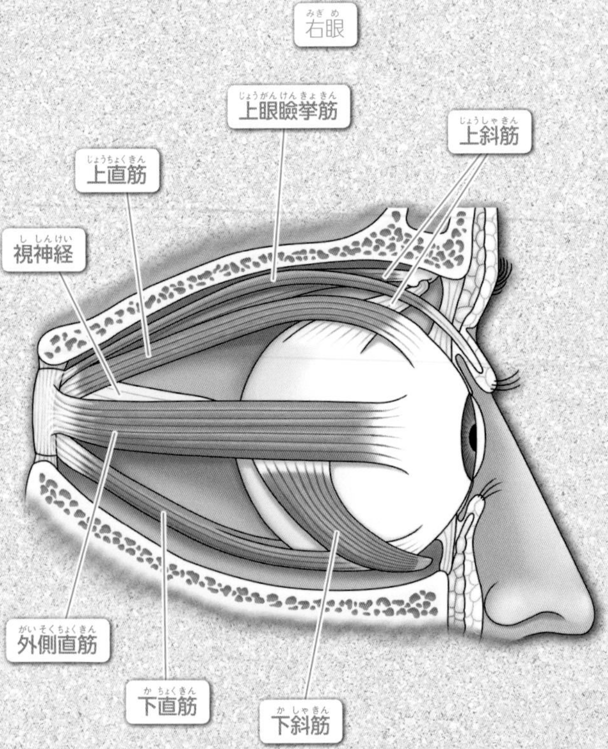

上眼瞼挙筋《じょうがんけんきょきん》*【levator palpebrae superioris muscle】

＊この筋は外眼筋には含まれない。

起始：視神経管前縁　停止：上眼瞼瞼板

神経：動眼神経　作用：上眼瞼の挙上

上直筋《じょうちょくきん》【superior rectus muscle】

起始：総腱輪　停止：強膜

神経：動眼神経　作用：眼球の挙上・内転・内旋

下直筋《かちょくきん》【inferior rectus muscle】

起始：総腱輪　停止：強膜

神経：動眼神経　作用：眼球の下制・内転・内旋

外側直筋《がいそくちょくきん》【lateral rectus muscle】

起始：総腱輪　停止：強膜

神経：外転神経　作用：眼球の外転

内側直筋《ないそくちょくきん》【medial rectus muscle】

起始：総腱輪　停止：強膜

神経：動眼神経　作用：眼球の内転　＊内側直筋は図に記載なし

上斜筋《じょうしゃきん》【superior oblique muscle】

起始：蝶形骨 ➡P20　停止：強膜

神経：滑車神経　作用：眼球の外転・下制・内旋

下斜筋《かしゃきん》【inferior oblique muscle】

起始：眼窩底内側縁 ➡P18　停止：強膜

神経：動眼神経　作用：眼球の外転・挙上・外旋

口《こう》腔《くう》周《しゅう》囲《い》の筋《きん》

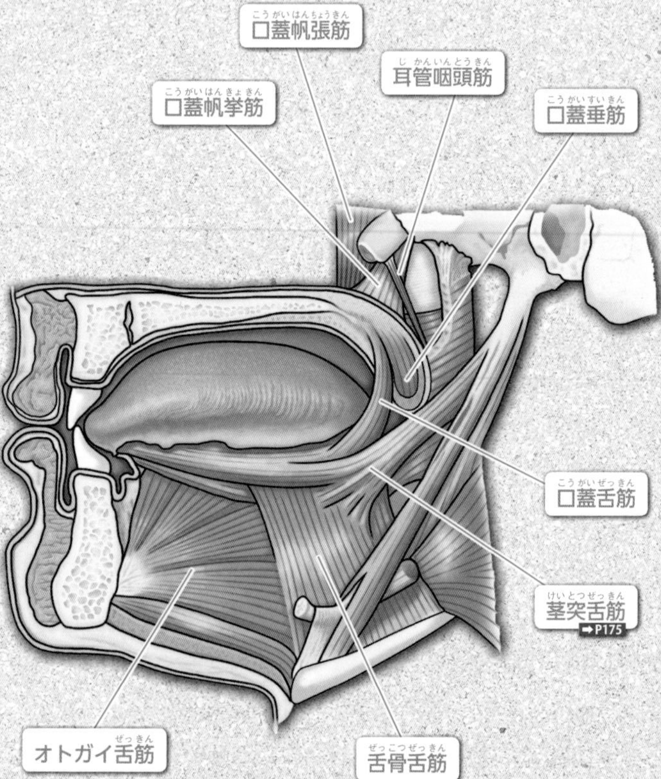

口《こう》蓋《がい》帆《はん》挙《きょ》筋《きん》【levator veli palatini muscle】

起始 :側頭骨下面 ➡P18　停止 :口蓋腱膜

神経 :迷走神経　作用 :軟口蓋の挙上

口《こう》蓋《がい》帆《はん》張《ちょう》筋《きん》【tensor veli palatini muscle】

起始 :蝶形骨 ➡P20　停止 :口蓋腱膜

神経 :下顎神経　作用 :軟口蓋の緊張

口《こう》蓋《がい》垂《すい》筋《きん》【uvular muscle】

起始 :口蓋腱膜　停止 :口蓋垂の結合組織

神経 :迷走神経　作用 :口蓋垂の挙上

口《こう》蓋《がい》舌《ぜっ》筋《きん》【palatoglossal muscle】

起始 :横舌筋　停止 :口蓋腱膜

神経 :迷走神経　作用 :口蓋の下制

舌《ぜっ》骨《こつ》舌《ぜっ》筋《きん》【hyoglossus muscle】

起始 :舌骨(体) ➡P30　停止 :舌外側

神経 :舌下神経　作用 :舌を後下方へ引く

オトガイ舌《ぜっ》筋《きん》【genioglossus muscle】

起始 :オトガイ棘 ➡P22　停止 :舌

神経 :舌下神経　作用 :舌を前方へ引く

耳《じ》管《かん》咽《いん》頭《とう》筋《きん》【salpingopharyngeus muscle】

起始 :耳管軟骨　停止 :咽頭後壁

神経 :咽頭神経叢　作用 :咽頭の挙上

MEMO

第3章

関節・靭帯

Joints, Ligaments

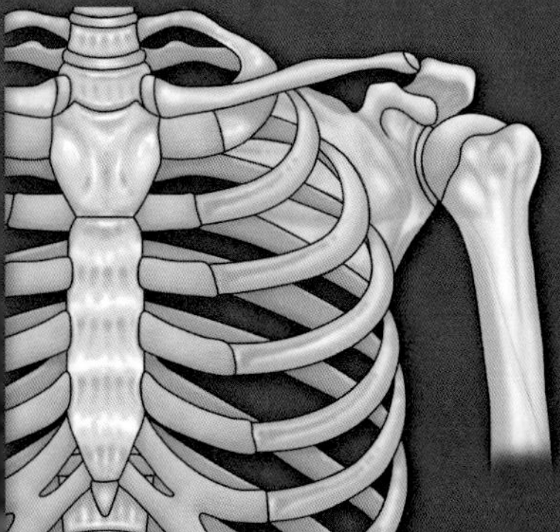

肩《けん》関《かん》節《せつ》* 【shoulder joint】

＊肩関節は、上肢帯、胸骨、上腕骨で構成される。

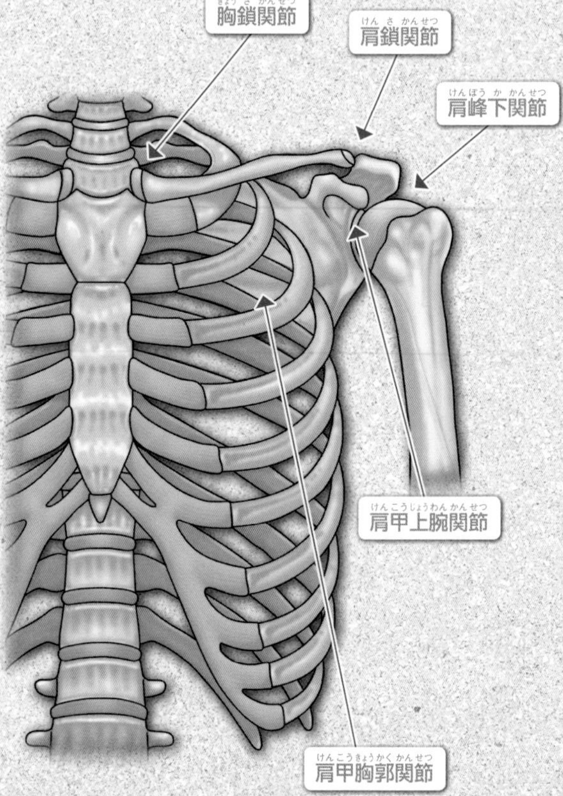

肩関節《けんかんせつ》【shoulder joint】

狭義の肩関節は**肩甲上腕関節**を指し、広義では**肩甲上腕関節**に**肩鎖関節、胸鎖関節、肩峰下関節、肩甲胸郭関節**を加えたものを指す。

肩甲上腕関節《けんこうじょうわんかんせつ》　肩甲骨関節窩➡P44と**上腕骨頭**➡P50で構成される。球関節の一種。

肩鎖関節《けんさかんせつ》　鎖骨の**肩峰端**➡P46と**肩峰**➡P44で構成される。関節円板が存在する。

肩峰下関節《けんぼうかかんせつ》　**肩峰**➡P44と**上腕骨頭**➡P50で構成される。間に肩峰下包➡P190が存在する生理的な関節。

胸鎖関節《きょうさかんせつ》　鎖骨**胸骨端**➡P46と胸骨**鎖骨切痕**➡P40で構成される。関節円板を有する関節である。

肩甲胸郭関節《けんこうきょうかくかんせつ》　**胸郭**➡P40と**肩甲骨**➡P44との間にある関節。間に前鋸筋➡P84が存在しており、骨同士が隣接する関節ではなく生理的な関節。

肩《けん》関《かん》節《せつ》の靭《じん》帯《たい》【shoulder joint ligaments】

肩関節《けんかんせつ》の靭帯《じんたい》

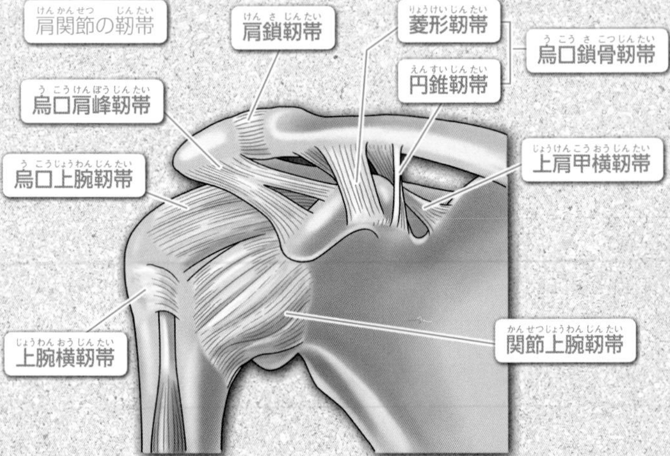

肩関節《けんかんせつ》の断面《だんめん》

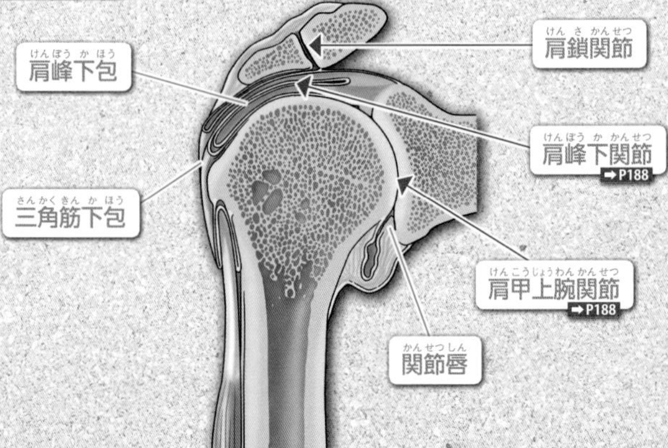

- **関《かん》節《せつ》上《じょう》腕《わん》靭《じん》帯《たい》**　**肩甲上腕関節**➡P188の前面をおおう靭帯。上、中、下関節上腕靭帯の3つに分かれる。

- **烏《う》口《こう》上《じょう》腕《わん》靭《じん》帯《たい》**　**烏口突起**➡P44と**大結節**➡P50上部の間にある靭帯。肩関節包の補強を行う。

- **烏《う》口《こう》肩《けん》峰《ぽう》靭《じん》帯《たい》**　**烏口突起**➡P44上部と**肩峰**➡P44下端の間にある靭帯。烏口肩峰弓を形成する。

- **肩《けん》鎖《さ》靭《じん》帯《たい》**　**肩鎖関節**➡P188を包む靭帯で、関節包の補強を行う。

- **烏《う》口《こう》鎖《さ》骨《こつ》靭《じん》帯《たい》**　**烏口突起**➡P44と鎖骨遠位端やや内側を結ぶ。**菱形靭帯***と**円錐靭帯****に区分される。

＊菱形靭帯《りょうけいじんたい》：肩甲骨の下方回旋を制限する。

＊＊円錐靭帯《えんすいじんたい》：肩甲骨の上方回旋を制限する。

- **上《じょう》腕《わん》横《おう》靭《じん》帯《たい》**　**結節間溝**➡P50の上にある靭帯。上腕二頭筋長頭腱を支える。

- **上《じょう》肩《けん》甲《こう》横《おう》靭《じん》帯《たい》**　**肩甲切痕**➡P44の上にある小さな靭帯。この靭帯の上を肩甲上動脈が、下を肩甲上神経が通る。

- **肩《けん》峰《ぽう》下《か》包《ほう》**　**肩峰**➡P44と**上腕骨頭**➡P50の間にある滑液包。

- **三《さん》角《かく》筋《きん》下《か》包《ほう》**　**三角筋**➡P84の下層、**大結節**➡P50との間にある滑液包。

- **関《かん》節《せつ》唇《しん》**　肩甲骨関節窩➡P44の周縁にある軟骨性の構造。

肘《ひじ》の関節《かんせつ》*と靭帯《じんたい》【elbow joint ligaments】

*肘関節は、上腕骨、橈骨、尺骨で構成される複合関節である。

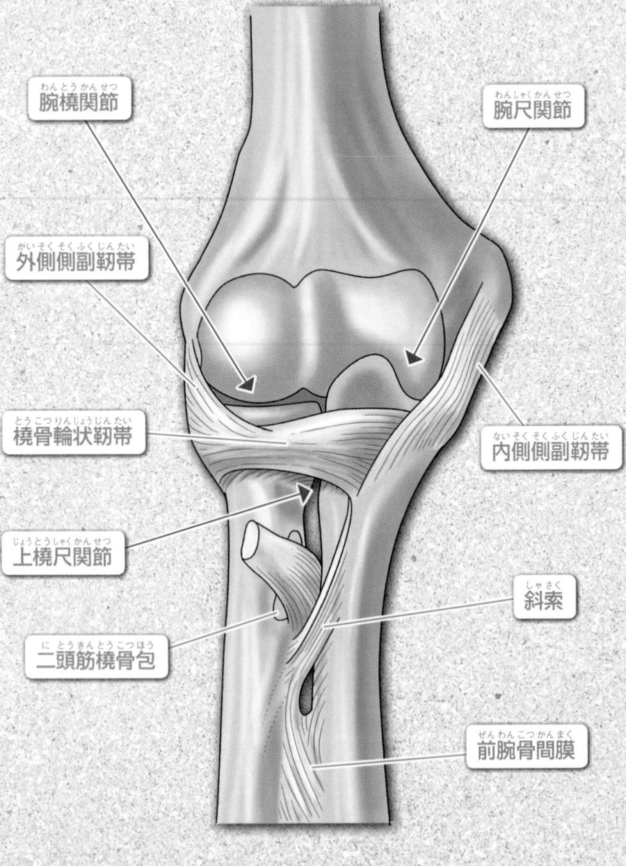

● **腕橈関節**《わんとうかんせつ》　**上腕骨小頭**➡P50と**橈骨頭**➡P52による関節。球関節の一つ。

● **腕尺関節**《わんしゃくかんせつ》　**上腕骨滑車**➡P50と**肘頭**➡P52による関節。蝶番関節の一つ。ラセン関節として記載されることも多い。

● **上橈尺関節**《じょうとうしゃくかんせつ》　**橈骨**➡P52および**尺骨**➡P52近位端による関節。車軸関節の一つ。

● **橈骨輪状靭帯**《とうこつりんじょうじんたい》　**橈骨頭**➡P52を輪状に取り巻く靭帯。尺骨の**橈骨切痕**➡P52の前縁と後縁を結び**橈骨頭**➡P52を固定する。

● **外側側副靭帯**《がいそくそくふくじんたい》　**外側上顆**➡P52から**橈骨輪状靭帯**へ放散する。

● **内側側副靭帯**《ないそくそくふくじんたい》　**内側上顆**➡P52から**尺骨**➡P52近位端内側へ向かう。

● **方形靭帯**《ほうけいじんたい》*　**橈骨頸**➡P52内側と尺骨の**橈骨切痕**➡P52下部を結ぶ靭帯。**橈骨**➡P52の回旋を制限する。

＊この靭帯は図に記載なし。

● **斜索**《しゃさく》　**尺骨粗面**➡P52から斜め下方に走り、**橈骨粗面**➡P52下部に付着する。前腕の回外運動を制限する。

● **二頭筋橈骨包**《にとうきんとうこつほう》　**上腕二頭筋**➡P102停止腱の下にある滑液包。

● **前腕骨間膜**《ぜんわんこつかんまく》　**橈骨**➡P52と**尺骨**➡P52の間にある膜構造。**深指屈筋**➡P114、**長母指屈筋**➡P114、**長母指外転筋**➡P118、**長・短母指伸筋**➡P118などの起始となる。

手《て》の関節《かんせつ》【hand joints】

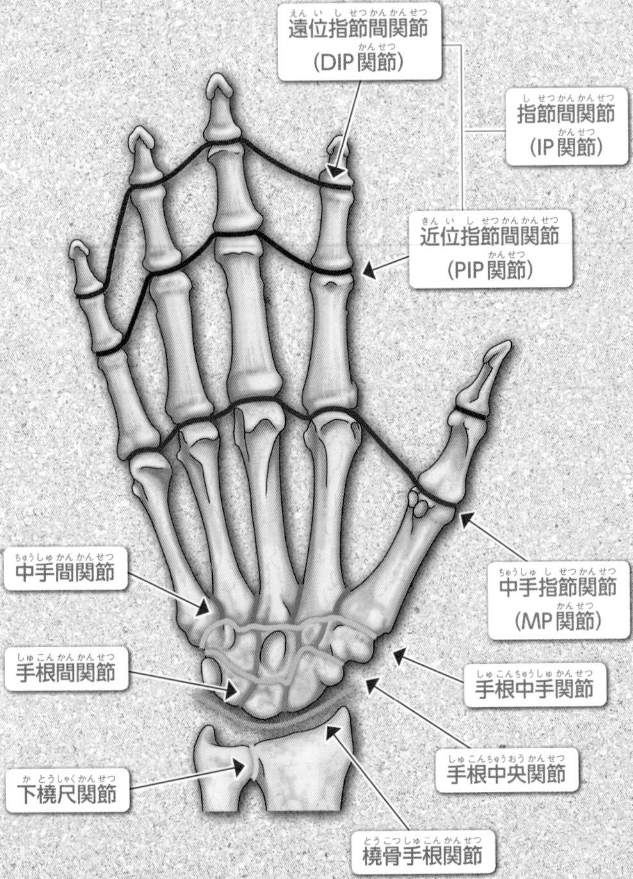

- **下《か》橈尺《とうしゃく》関《かん》節《せつ》**　**橈骨**➡P52遠位端内側と**尺骨**➡P52遠位端外側による車軸関節。

- **橈《とう》骨《こつ》手《しゅ》根《こん》関《かん》節《せつ》**　**前腕骨**➡P52と**近位手根骨**➡P57の間の関節。**尺骨**➡P52と**近位手根骨**➡P57の間には関節円板が存在する。楕円関節の一つ。

- **手《しゅ》根《こん》中央《ちゅうおう》関《かん》節《せつ》**　**近位手根骨**➡P57と**遠位手根骨**➡P57を結合する関節。

- **手《しゅ》根《こん》間《かん》関《かん》節《せつ》**　隣接する**手根骨**➡P56の側面を結合する関節。

- **手《しゅ》根《こん》中《ちゅう》手関《かん》節《せつ》**　**遠位手根骨**➡P57と**中手骨**➡P56底を結合する関節。母指の手根中手関節は鞍関節に属する。母指以外は半関節に属する。

- **中《ちゅう》手《しゅ》間《かん》関《かん》節《せつ》**　**中手骨**➡P56底を横に結合する関節。

- **中《ちゅう》手《しゅ》指《し》節《せつ》関《かん》節《せつ》**（MP関節）　**中手骨**➡P56と**基節骨**➡P56との関節。

- **近《きん》位《い》指《し》節《せつ》間《かん》関《かん》節《せつ》**（PIP関節）　**基節骨**➡P56頭と**中節骨**➡P56底を結合する関節。

- **遠《えん》位《い》指《し》節《せつ》間《かん》関《かん》節《せつ》**（DIP関節）　**中節骨**➡P56頭と**末節骨**➡P56底を結合する関節。

- **指《し》節《せつ》間《かん》関《かん》節《せつ》**（IP関節）　指の途中にある関節。

手《て》の靭帯《じんたい》(手掌《しゅしょう》)【hand ligaments】

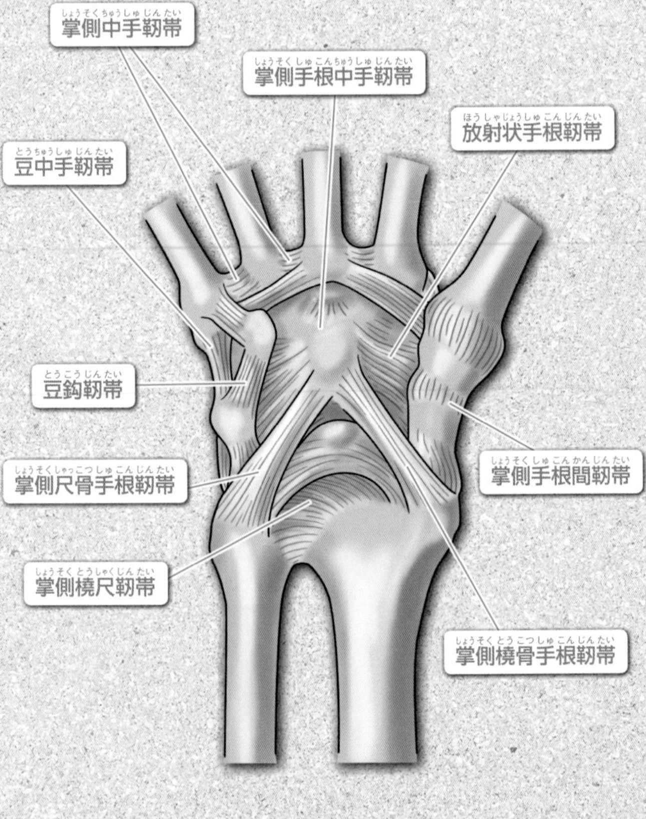

● **掌《しょう》側《そく》橈《とう》尺《しゃく》靭《じん》帯《たい》**　**下橈尺関節**➡P194の手掌側をおおう靭帯。

● **掌《しょう》側《そく》橈《とう》骨《こつ》手《しゅ》根《こん》靭《じん》帯《たい》**　**橈骨**➡P52遠位端外側前面と**有頭骨**➡P56を結ぶ靭帯。

● **掌《しょう》側《そく》尺《しゃっ》骨《こつ》手《しゅ》根《こん》靭《じん》帯《たい》**　**尺骨**➡P52遠位端前面と**有頭骨**➡P56を結ぶ靭帯。

● **放《ほう》射《しゃ》状《じょう》手《しゅ》根《こん》靭《じん》帯《たい》**　手掌の中央において、**有頭骨**➡P56から放射状に分布する靭帯。

● **豆《とう》鈎《こう》靭《じん》帯《たい》**　**豆状骨**➡P56と**有鈎骨鈎**➡P57の間にある靭帯。

● **掌《しょう》側《そく》手《しゅ》根《こん》中《ちゅう》手《しゅ》靭《じん》帯《たい》**　手掌において、**手根骨**➡P56と**中手骨**➡P56底を結ぶ靭帯。

● **掌《しょう》側《そく》手《しゅ》根《こん》間《かん》靭《じん》帯《たい》**　手掌において、**手根骨**➡P56同士を結ぶ靭帯。

● **豆《とう》中《ちゅう》手《しゅ》靭《じん》帯《たい》**　手掌内側において、**豆状骨**➡P56と第5**中手骨**➡P56を結ぶ靭帯。

● **掌《しょう》側《そく》中《ちゅう》手《しゅ》靭《じん》帯《たい》**　手掌において、中手骨底同士を結ぶ靭帯。

手《て》の靭帯《じんたい》(手背《しゅはい》) 【hand ligaments】

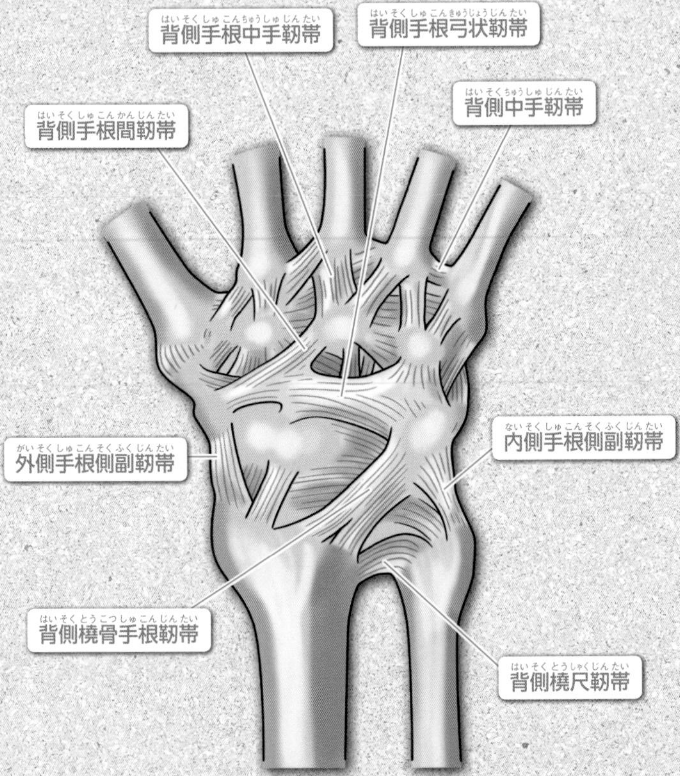

- **背《はい》側《そく》橈《とう》尺《しゃく》靭《じん》帯《たい》**　**下橈尺関節**➡P194の手背側をおおう靭帯。
- **背《はい》側《そく》橈《とう》骨《こつ》手《しゅ》根《こん》靭《じん》帯《たい》**　**橈骨**➡P52遠位端後面と**三角骨**➡P84を結ぶ靭帯。
- **背《はい》側《そく》手《しゅ》根《こん》間《かん》靭《じん》帯《たい》**　手背において、**手根骨**➡P56同士を結ぶ靭帯。
- **背《はい》側《そく》手《しゅ》根《こん》中《ちゅう》手《しゅ》靭《じん》帯《たい》**　手背において、**手根骨**➡P56と**中手骨**➡P56底を結ぶ靭帯。
- **背《はい》側《そく》中《ちゅう》手《しゅ》靭《じん》帯《たい》**　手背において、**中手骨**➡P56底を横に結ぶ靭帯。
- **外《がい》側《そく》手《しゅ》根《こん》側《そく》副《ふく》靭《じん》帯《たい》**　手根の母指側を縦におおう靭帯。
- **内《ない》側《そく》手《しゅ》根《こん》側《そく》副《ふく》靭《じん》帯《たい》**　手根の小指側を縦におおう靭帯。
- **背《はい》側《そく》手《しゅ》根《こん》弓《きゅう》状《じょう》靭《じん》帯《たい》**　手背において、手根骨間を横に長く結ぶ靭帯。

股《こ》関《かん》節《せつ》まわりの靭《じん》帯《たい》【ligaments around hip joints】

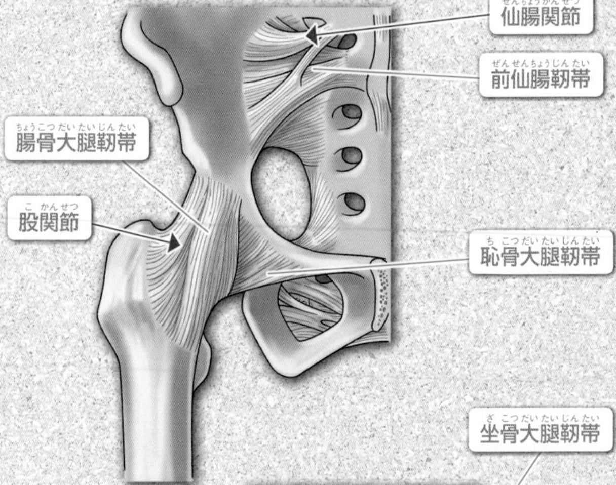

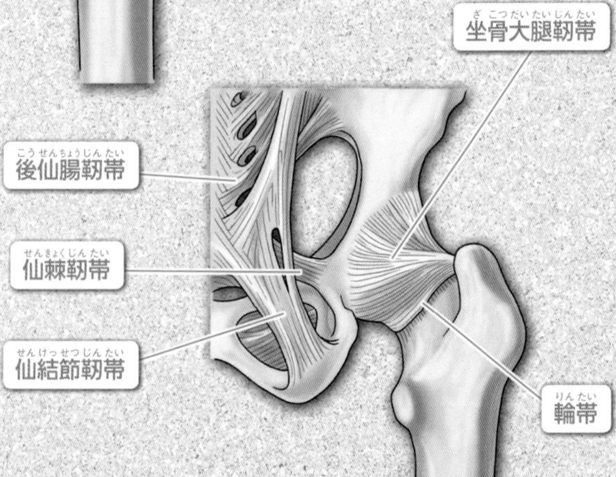

●股《こ》関《かん》節《せつ》【hip joint】

股関節は、寛骨臼➡P62と大腿骨頭➡P66による球関節（臼状関節）である。

●**腸《ちょう》骨《こつ》大《だい》腿《たい》靭《じん》帯《たい》**　**腸骨**➡P60と**大腿骨**➡P66を結ぶ厚く強靭な靭帯で、線維束は2方向となる。一つは**下前腸骨棘**➡P60から**転子間線**➡P66下部へ向かう線維で、もう一つは**寛骨臼**➡P62上縁から**大転子**➡P66内側へ向かう線維。

●**恥《ち》骨《こつ》大《だい》腿《たい》靭《じん》帯《たい》**　**恥骨上枝**➡P60と**大腿骨頸**➡P66を結ぶ靭帯。

●**坐《ざ》骨《こつ》大《だい》腿《たい》靭《じん》帯《たい》**　**寛骨臼**➡P62の後下縁と**転子間稜**➡P66上部を結ぶ靭帯。股関節の関節包を補強する。

●**大《だい》腿《たい》骨《こつ》頭《とう》靭《じん》帯《たい》***　**大腿骨頭**➡P66と股関節滑膜を連絡する靭帯。内部には血管が通る。この血管の閉塞は大腿骨頭壊死の原因となる。

＊この靭帯は図には記載していない。

●**輪《りん》帯《たい》**　**大腿骨頸**を取り巻くように存在する靭帯。

●仙《せん》腸《ちょう》関《かん》節《せつ》【sacroiliac joint】

仙腸関節は、寛骨（耳状面）➡P60と仙骨（耳状面）➡P38による関節である。

●**前《ぜん》仙《せん》腸《ちょう》靭《じん》帯《たい》**　**仙腸関節**の前面に分布する。

●**後《こう》仙《せん》腸《ちょう》靭《じん》帯《たい》**　**仙腸関節**の後面に分布する。

●**仙《せん》棘《きょく》靭《じん》帯《たい》**　**仙骨**➡P38下部後面と**坐骨棘**➡P62を結ぶ靭帯。大坐骨孔と小坐骨孔の境界となる。

●**仙《せん》結《けつ》節《せつ》靭《じん》帯《たい》**　**仙骨**➡P38後面と**坐骨結節**➡P62を結ぶ強靭な靭帯。

膝《しつ》関《かん》節《せつ》の靭《じん》帯《たい》① 【knee joint ligaments】

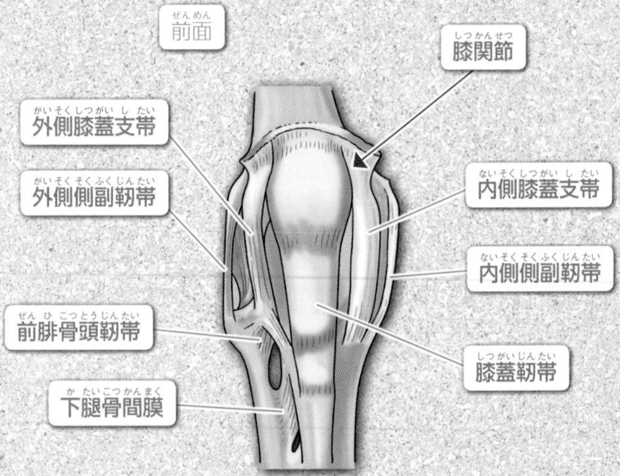

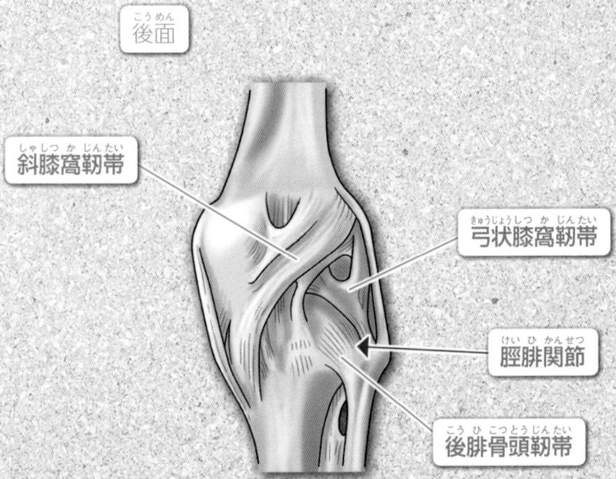

●膝関節《しつかんせつ》【knee joint】

膝関節は、大腿骨➡P66遠位端と脛骨➡P68近位端による蝶番関節（ラセン関節）である。膝関節は脛骨大腿関節と膝蓋大腿関節に区分することがある。

- **膝蓋靭帯《しつがいじんたい》**　膝関節の前面にある幅広い靭帯。**大腿四頭筋**➡P132の停止となり**脛骨粗面**➡P68に付着する。
- **外側側副靭帯《がいそくそくふくじんたい》**　膝関節外側面にある束状の強靭な靭帯。
- **外側膝蓋支帯《がいそくしつがいしたい》**　膝関節前面外側をおおう結合組織性の膜。
- **内側膝蓋支帯《ないそくしつがいしたい》**　膝関節前面内側をおおう結合組織性の膜。
- **内側側副靭帯《ないそくそくふくじんたい》**　膝関節内側にある幅広い靭帯。
- **斜膝窩靭帯《しゃしつかじんたい》**　膝関節後面を外上方から内下方へ斜めに走行する。
- **弓状膝窩靭帯《きゅうじょうしつかじんたい》**　**腓骨頭**➡P68後面と膝関節包後面を結ぶ靭帯。

●脛腓関節《けいひかんせつ》【tibiofibular joint】

脛腓関節は脛骨➡P68と腓骨➡P68による関節で、上下2カ所存在する。

- **前腓骨頭靭帯《ぜんひこつとうじんたい》**　膝関節の前面で**腓骨頭**➡P68と**脛骨外側上顆**➡P66を結ぶ。
- **後腓骨頭靭帯《こうひこつとうじんたい》**　膝関節の後面で**腓骨頭**➡P68と**脛骨外側上顆**➡P66を結ぶ。
- **下腿骨間膜《かたいこつかんまく》**　**脛骨**➡P68と**腓骨**➡P68の間にある骨間膜。下腿の多くの筋の付着部となる。

膝《しつ》関《かん》節《せつ》の靭《じん》帯《たい》②【knee joint ligaments】

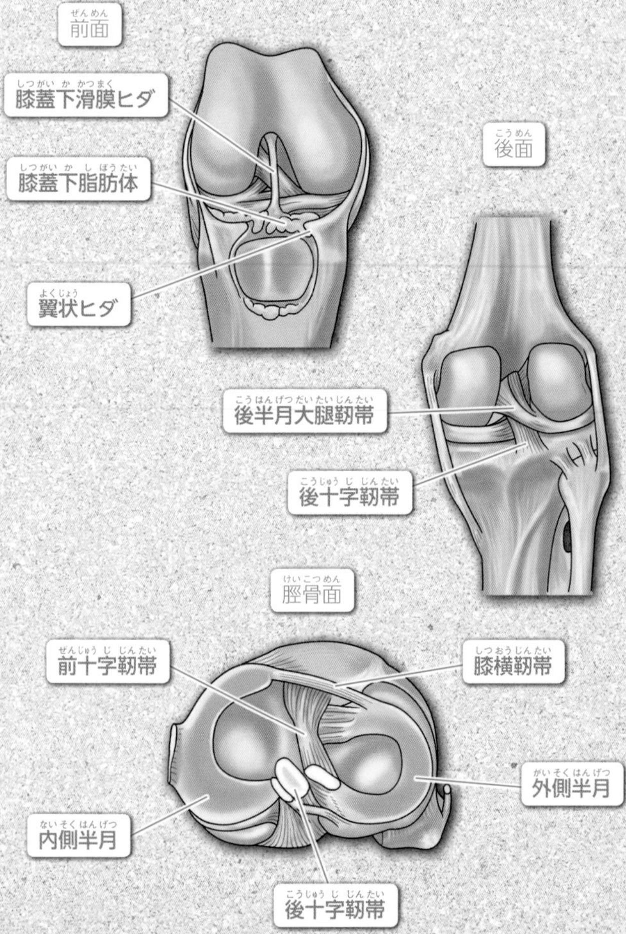

● **前《ぜん》十《じゅう》字《じ》靭《じん》帯《たい》**　膝関節内中央にある強靭な靭帯。**脛骨** ➡P68 前顆間区と**大腿骨外側顆** ➡P66 内面を結ぶ。**大腿骨** ➡P66 と**脛骨** ➡P68 を結び、関節の安定性を保つ。

● **後《こう》十《じゅう》字《じ》靭《じん》帯《たい》**　前十字靭帯と直交するように存在する。**脛骨** ➡P68 後顆間区と**大腿骨内側顆** ➡P66 内面を結ぶ。前十字靭帯よりやや太く強靭である。後端は後顆間区に付着する。

● **外《がい》側《そく》半《はん》月《げつ》**＊　**脛骨外側顆** ➡P68 上にある三日月形の関節円板。後端は**半月大腿靭帯**と結合する。

● **内《ない》側《そく》半《はん》月《げつ》**＊＊　**脛骨内側顆** ➡P68 上にある三日月形の関節円板。**内側側副靭帯** ➡P202 と密着する。

＊、＊＊両半月ともに運動摩擦による関節面の損傷を軽減する。

● **膝《しつ》横《おう》靭《じん》帯《たい》**　左右の関節半月の前端を結ぶ靭帯。

● **後《こう》半《はん》月《げつ》大《だい》腿《たい》靭《じん》帯《たい》**　外側半月後端と**大腿骨内側顆** ➡P66 内面を結ぶ。

● **膝《しつ》蓋《がい》下《か》滑《かつ》膜《まく》ヒダ**　関節腔中央において、**顆間窩** ➡P66 と滑膜を結ぶ束。

● **翼《よく》状《じょう》ヒダ**　膝関節腔において、左右から張り出した滑膜。

● **膝《しつ》蓋《がい》下《か》脂《し》肪《ぼう》体《たい》**　膝関節腔の**膝蓋骨** ➡P68 下部をうめる脂肪。

足《あし》の関節《かんせつ》【ankle and foot joints】

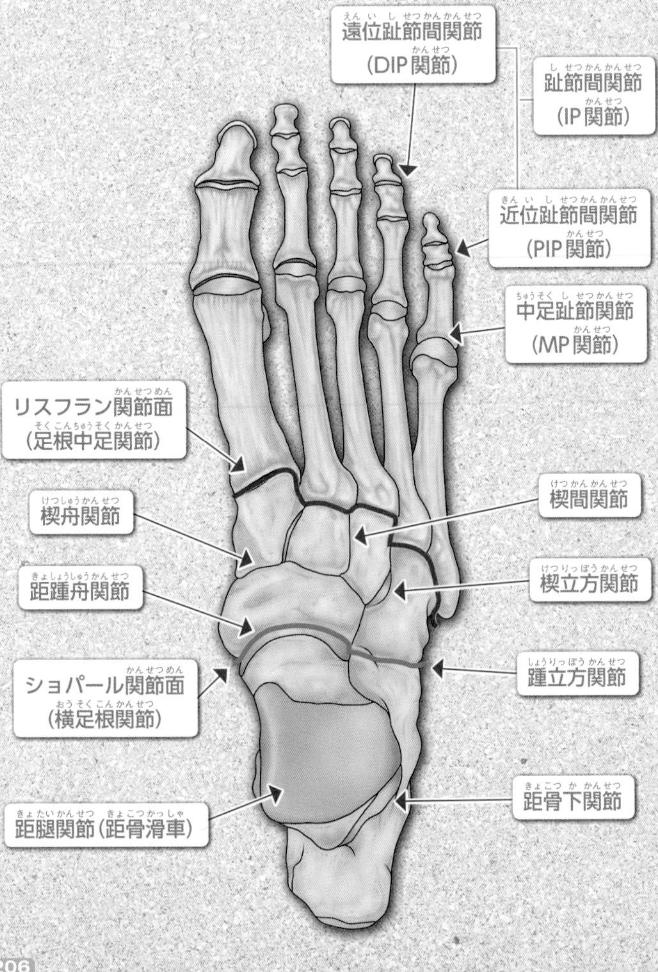

- **距《きょ》腿《たい》関《かん》節《せつ》**　**脛骨**➡P68遠位端と**距骨**➡P72上部による関節。ラセン関節（蝶番関節）の一つで、**上跳躍関節**を形成する。
- **距《きょ》骨《こつ》下《か》関《かん》節《せつ》**　**距骨**➡P72（後踵骨関節面）と**踵骨**➡P72（後距骨関節面）の関節で、距踵舟関節とともに**下跳躍関節**を構成する。
- **距《きょ》踵《しょう》舟《しゅう》関《かん》節《せつ》**　**距骨**➡P72、**踵骨**➡P72、**舟状骨**➡P74による複合関節。距骨下関節とともに**下跳躍関節**を構成する。ショパール関節面の一部となる。
- **踵《しょう》立《りっ》方《ぽう》関《かん》節《せつ》**　**踵骨**➡P72と**立方骨**➡P74の間の関節。ショパール関節面の一部となる。
- **楔《けつ》舟《しゅう》関《かん》節《せつ》**　**舟状骨**➡P74と**楔状骨**➡P74の間の関節で、半関節の一種。
- **楔《けつ》立《りっ》方《ぽう》関《かん》節《せつ》**　**立方骨**➡P74と**外側楔状骨**➡P74による関節。
- **中《ちゅう》足《そく》間《かん》関《かん》節《せつ》**　**中足骨**➡P74底の横を結合する関節。
- **楔《けつ》間《かん》関《かん》節《せつ》**　**楔状骨**➡P74同士の間にある関節。
- **中《ちゅう》足《そく》趾《し》節《せつ》関《かん》節《せつ》（MP関節）**　**中足骨**➡P74と**基節骨**➡P74との関節。
- **趾《し》節《せつ》間《かん》関《かん》節《せつ》（IP関節）**　**基節骨**➡P74と**中節骨**➡P74の間の近位趾節間関節、及び**中節骨**➡P74と**末節骨**➡P74の間の遠位趾節間関節。
- **リスフラン関《かん》節《せつ》面《めん》**　**足根骨**➡P72と**中足骨**➡P74の間の関節面。**足根中足関節**とも呼ばれる。
- **ショパール関《かん》節《せつ》面《めん》**　距踵舟関節と踵立方関節による関節面。**横足根関節**とも呼ばれる。

足《あし》の靭帯《じんたい》(内側《ないそく》)【ankle ligaments】

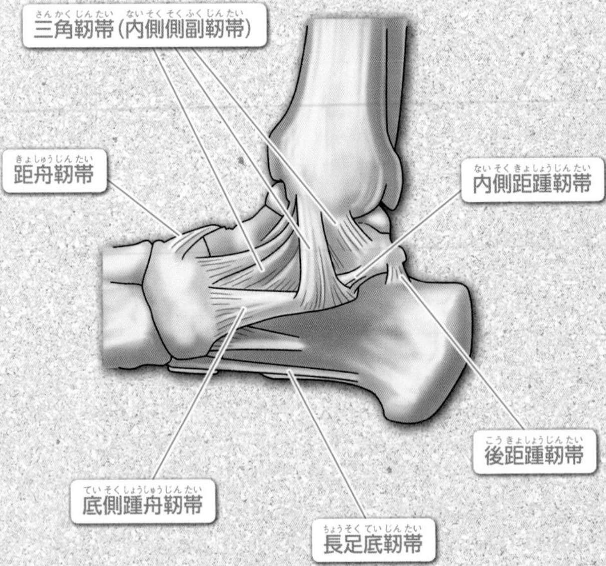

- **三角靭帯**《さんかくじんたい》　**内果**➡P68と**踵骨**➡P72、**距骨**➡P72、**舟状骨**➡P74との間にある靭帯。前脛距部、脛舟部、後脛距部、脛踵部に区分される。**内側側副靭帯**とも呼ばれる。

- **距舟靭帯**《きょしゅうじんたい》　足背の**距骨**➡P72と**舟状骨**➡P74を結ぶ靭帯。

- **後距踵靭帯**《こうきょしょうじんたい》　**踵骨**➡P72と**後距骨突起**を結び、足関節の後面をおおう。

- **内側距踵靭帯**《ないそくきょしょうじんたい》　**内果**➡P68の下方において、**距骨**➡P72と**踵骨**➡P72を結ぶ靭帯。

- **長足底靭帯**《ちょうそくていじんたい》　足底の表層にあり、**踵骨隆起**➡P72下面から**中足骨**➡P74に至る幅の広い強靭な靭帯。

- **底側踵舟靭帯**《ていそくしょうしゅうじんたい》　足底の**踵骨**➡P72と**舟状骨**➡P74の間にある靭帯。伸縮性に富み、**バネ靭帯**とも呼ばれる。

足《あし》の靭《じん》帯《たい》(外《がい》側《そく》)【ankle ligaments】

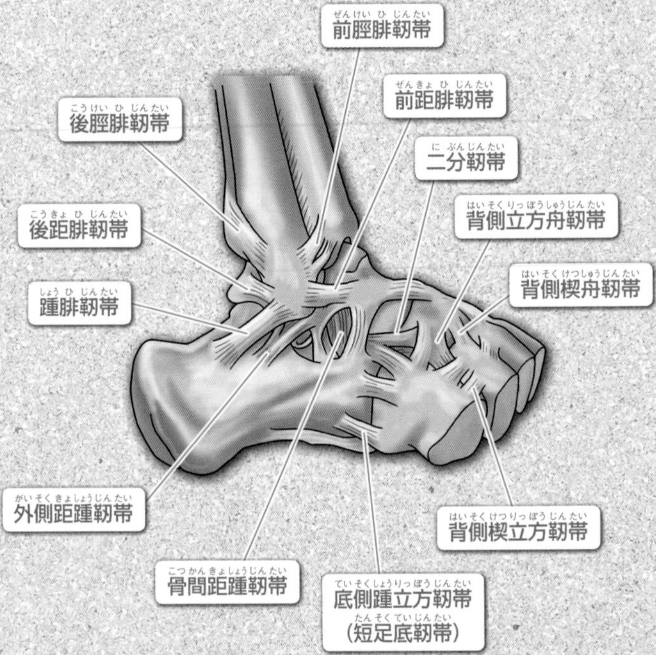

● **後《こう》脛《けい》腓《ひ》靭《じん》帯《たい》**　足関節の下縁において、**腓骨**➡P68と**踵骨**➡P72を結ぶ靭帯。

● **後《こう》距《きょ》腓《ひ》靭《じん》帯《たい》**　**外果**➡P68と**後距骨突起**を結び、足関節の後面をおおう。

● **踵《しょう》腓《ひ》靭《じん》帯《たい》**　**外果**➡P68の下部から**踵骨**➡P72外側面上部を結ぶ靭帯。**外側側副靭帯**とも呼ばれる。

● **前《ぜん》脛《けい》腓《ひ》靭《じん》帯《たい》**　**脛骨**➡P68下端外側と**腓骨**➡P68下端内側を結ぶ靭帯。

● **前《ぜん》距《きょ》腓《ひ》靭《じん》帯《たい》**　**外果**➡P68下縁の前部と**距骨**➡P72上面を結ぶ靭帯。

● **二《に》分《ぶん》靭《じん》帯《たい》**　**踵骨**➡P72の背面から2叉に分かれ、立方骨➡P74（**踵立方靭帯**）と舟状骨➡P74（**踵舟靭帯**）へ向かう。

● **外《がい》側《そく》距《きょ》踵《しょう》靭《じん》帯《たい》**　**外果**➡P68の下部にあり、**距骨**➡P72と**踵骨**➡P72を結ぶ靭帯。

● **骨《こつ》間《かん》距《きょ》踵《しょう》靭《じん》帯《たい》**　距踵舟関節の関節腔（**足根洞**➡P73）をうめる。

● **背《はい》側《そく》楔《けつ》舟《しゅう》靭《じん》帯《たい》**　足背の**楔状骨**➡P74と**舟状骨**➡P74の間にある靭帯。

● **背《はい》側《そく》楔《けつ》立《りっ》方《ぽう》靭《じん》帯《たい》**　足背において、**楔状骨**➡P74と**立方骨**➡P74の間にある。

● **背《はい》側《そく》立《りっ》方《ぽう》舟《しゅう》靭《じん》帯《たい》**　足背において、**舟状骨**➡P74と**立方骨**➡P74の間にある。

● **底《てい》側《そく》踵《しょう》立《りっ》方《ぽう》靭《じん》帯《たい》**　足底において、**踵骨**➡P74と**立方骨**➡P74を結ぶ。**短足底靭帯**とも呼ばれる。

索引（日本語索引）

*太字はイラストで描かれているページを表す。

D

DIP関節 **194**,195
DIP関節（足）**206**

I

IP関節（足）**206**,207
IP関節（手）**194**,195

M

MP関節（足）**206**,207
MP関節（手）**194**,195

P

PIP関節（足）**206**
PIP関節（手）**194**,195

S

S状洞溝 **24**,**25**,**29**

あ

アキレス腱 73

い

咽頭収縮筋 **174**,175

う

烏口肩峰靭帯 **190**,191
烏口鎖骨靭帯 **190**,191
烏口上腕靭帯 **190**,191
烏口突起 **44**,45
烏口腕筋 48,54,**104**,105

え

会陰横筋 **180**,181
腋窩隙 109
遠位指節間関節 **194**,195
遠位趾節間関節 **206**,207
遠位手根骨 57
円回内筋 54,55,**110**,111
円錐靭帯 **190**,191
円錐靭帯結節 **46**,47

お

横線 **38**,39
横足根関節 **206**,207
横洞溝 **24**,**25**,**28**
横突間筋 **98**,99
横突起（環椎）**34**
横突起（胸椎）**36**
横突起（頸椎）**34**
横突起（椎骨）33
横突起（腰椎）**36**
横突孔 **34**
横突孔（環椎）**34**,35
横突孔（軸椎）**34**
横突肋骨窩 **32**,**36**,37
横披裂筋 **178**,179
オトガイ **30**
オトガイ棘 **22**,23
オトガイ筋 **162**,163
オトガイ孔 **18**,**20**,21,**30**
オトガイ舌筋 **184**,185
オトガイ舌骨筋 **168**,169
オトガイ隆起 **18**,19

か

外果 **68**,69
回外筋 55,**118**,119
回外筋稜 **52**,53
外果窩 **68**,69
外果関節面 **68**,69
外果面 **72**,73
外眼筋 **182**,183
外後頭隆起 **22**,23,**26**,27,**28**
外肛門括約筋 **180**,181
外耳孔 **20**,21,**29**
回旋筋 **96**,97
外側縁（肩甲骨）**44**,45
外側縁（上腕骨）51
外側顆（脛骨）**68**,69
外側顆（大腿骨）**66**,67
外側環軸関節 35
外側距踵靭帯 **210**,211
外側楔状骨 **74**,75
外側結節 **72**
外側広筋 70,133
外側膝蓋支帯 **202**,203
外側手根側副靭帯 **198**,199
外側上顆（上腕骨）**50**,51
外側上顆（大腿骨）**66**,67
外側仙骨稜 **38**,39
外側側副靭帯（膝関節）**202**,203
外側側副靭帯（足関節）211
外側側副靭帯（肘関節）**192**,193
外側直筋 **182**,183
外側頭直筋 31,**176**,177
外側板 **29**
外側半月 **204**,205
外側翼突筋 31,**166**,167
外側翼突筋（下頭）**166**,167
外側翼突筋（上頭）**166**,167
外側輪状披裂筋 **178**,179
外頭蓋底 **26**
外腹斜筋 64,**86**,87
外閉鎖筋 64,70,**138**,139
解剖頸 51
外肋間筋 **82**,**84**,85
下咽頭収縮筋 **174**,175
下角 **44**,45
下顎窩 **26**,27
下顎角 **20**,21,**30**
下顎管 23,**30**
下顎孔 **22**,23,**30**
下顎骨 **18**,**20**,**30**
下顎枝 **22**,**30**
下顎体 **22**
顆管 **26**,27
顆間窩 **66**,67
下眼窩裂 19,**26**
下関節突起（胸椎）**36**,37
下関節突起（軸椎）**34**,35
下関節突起（椎骨）33

顆間隆起 **68**,69
顎関節 21,27,167
顎舌骨筋 **172**,173
顎舌骨筋線 **22**,23
顎二腹筋 **170**,171
顎二腹筋（後腹）31,**170**,171
顎二腹筋（前腹）**170**,171
下後鋸筋 **92**,93
下項線 **22**,23,**26**,27,**28**
下後腸骨棘 **62**,63
下肢骨 **16**,17
下肢帯 **16**
下斜筋 **182**,183
下唇下制筋 **162**,163
下垂体窩 **24**,**25**,**29**
下前腸骨棘 **60**,61
下双子筋 **136**,137
下腿骨間膜 **202**,203
下腿三頭筋 77,149
下跳躍関節 207
下直筋 **182**,183
下椎切痕 **32**,33,**36**,37
滑車切痕 **52**,53
下殿筋線 **62**,63
下頭斜筋 **100**,101
下橈尺関節 53,**194**,195
下鼻甲介 **18**,**30**
下腓骨筋支帯 **147**
仮肋 **40**,43
下肋骨窩 **32**,**36**,37
眼窩 **18**,19
眼窩下孔 **18**,19
眼窩上切痕 **18**,19,**20**
寛骨 **16**,**60**,**62**,64,65,**78**
寛骨臼 **62**,63,**78**
寛骨臼窩 **62**,63
冠状縫合 **20**,21
関節窩 **44**,45
関節下結節 **44**,45
関節環状面 **52**,53
関節上結節 **44**,45
関節上腕靭帯 **190**,191
関節唇 **190**,191
関節突起（下顎骨）**20**,21,**30**
関節突起（椎骨）33
環椎 **34**,35
環椎後頭関節 27,35
顔面骨 **14**,**30**
眼輪筋 **162**,163

き

ギオン管 **56**,57
基節骨（足）**74**
基節骨（手）**56**
球海綿体筋 **180**,181
弓状膝窩靭帯 **202**,203
弓状線 **60**,61,**78**
胸郭 **14**,15,**40**,41
胸郭下口 41
胸郭上口 **40**,41
頬筋 **162**,163
胸骨 **14**,**40**,41
頬骨 **18**,**20**,**30**
胸骨下角 →肋骨弓角 41
胸骨角 41
胸骨関節面 **46**
頬骨弓 **20**,21
胸骨筋 83
胸骨甲状筋 **172**,173
胸骨舌骨筋 **170**,171
胸骨体 **40**
胸骨端 **46**,47
頬骨突起 **29**
胸骨柄 **40**
胸骨柄結合 **40**
胸鎖関節 41,47,**188**,189
胸鎖乳突筋 31,49,**168**,169
胸椎 **14**,**16**,**32**,**36**,37
胸半棘筋 **96**,97
胸腰筋膜 **90**
胸肋関節 41
棘下窩 **44**,45
棘下筋 48,54,**106**,107
棘間筋 **98**,99
棘間線 **78**,79
棘筋 **94**,95
棘孔（蝶形骨）**24**,**25**,**29**
棘上窩 **44**,45
棘上筋 48,54,**106**,107
棘突起（胸椎）**36**
棘突起（頸椎）**34**
棘突起（軸椎）**34**
棘突起（椎骨）33
距骨 **72**,73,**74**
距骨外側突起 **72**
距骨下関節 73,**206**,207
距骨滑車 **72**,73,**74**,**206**
距骨関節面 **72**,73
距骨頸 **72**,73
距骨溝 **72**,73
距骨頭 **72**,73
距舟靭帯 **208**,209
距踵舟関節 73,**206**,207
距腿関節 69,73,**206**,207
距腓関節 73
近位指節間関節 **194**,195
近位趾節間関節 **206**,207
近位手根骨 57
筋突起（下顎骨）**20**,21,**30**

け

鶏冠 **24**,**25**,**29**
脛骨 **16**,**68**,69,71
脛骨粗面 **68**,69
脛骨体 **68**,69
脛骨大腿関節 203
茎状突起（尺骨）**52**
茎状突起（側頭骨）
21,**26**,27,**29**

(日本語索引)

*太字はイラストで描かれているページを表す。

茎状突起（橈骨）**52**,53
頸切痕 **40**,41
頸長筋 **176**,177
頸椎 **16,32,34**
頸動脈管 **26**,27
頸動脈孔 **24,25**
頸動脈溝 **24**
茎突咽頭筋 31,**174**,175
茎突舌筋 31,**174**,175,**184**
茎突舌骨筋 31,**172**,173
茎乳突孔 **26**,27
頸半棘筋 **96**,97
頸板状筋 **92**,93
脛腓関節 **202**,203
楔間関節 **206**,207
楔舟関節 **206**,207
月状骨 **56**,57
月状面 **62**,63
結節間溝 **50**,51
楔立方関節 **206**,207
腱画 **86**
肩関節 **188**,189
肩甲下窩 **44**,45
肩甲下筋 48,54,**102**,103
肩甲胸郭関節 **188**,189
肩甲挙筋 48,**90**,91
肩甲棘 **44**,45
肩甲骨 **14,44**,45,48
肩甲上腕関節
45,51,**188**,189,**190**
肩甲舌骨筋 48,**170**,171
肩甲切痕 **44**,45
肩鎖関節 45,47,**188**,189,**190**
肩鎖靱帯 **190**,191
剣状突起 **40**
肩峰 **44**,45
肩峰下関節 **188**,189,**190**
肩峰下包 **190**,191
肩峰関節面 **46**
肩峰端 **46**,47

こ

口蓋骨 **26,30**
口蓋垂筋 **184**,185
口蓋舌筋 **184**,185
口蓋突起 **30**
口蓋帆挙筋 **184**,185
口蓋帆張筋 **184**,185
岬角 **38**,39,**78**
口角下制筋 **162**,163
後関節面 **34**
後弓 **34**
後鋸筋 **92**,93
後距骨関節面 **72**,73
後距踵靱帯 **208**,209
後距腓靱帯 **210**,211
咬筋 31,**164**,165
咬筋粗面 **30**
広頸筋 **162**,163
後脛骨筋 71,76,**150**,151
後脛腓靱帯 **210**,211
後結節（環椎）**34**,35
後結節（頸椎）**34**,35
後斜角筋 **176**,177
後十字靱帯 **204**,205
甲状喉頭蓋筋 **178**,179
後踵骨関節面 **72**
甲状舌骨筋 **172**,173
鉤状突起（頸椎）**34**,35
鉤状突起（尺骨）**52**,53
甲状披裂筋 **178**,179
後仙骨孔 **38**,39
後仙腸靱帯 **200**,201
鉤椎関節 35
後殿筋線 **62**,63
後頭顆 **26**,27,**28**
後頭蓋窩 **24**
喉頭筋 **178**,179
後頭骨 **20,28**
鉤突窩 **50**,51
広背筋 48,54,**90**,91
後半月大腿靱帯 **204**,205
後鼻孔 **26**,27
後腓骨頭靱帯 **202**,203
肛門挙筋 65,**180**,181
口輪筋 **162**,163
後輪状披裂筋 **178**,179
股関節 63,67,**200**,201
鼓室蓋 **29**
骨間距踵靱帯 **210**,211
骨盤 **78**
骨盤（女性）**78**
骨盤（男性）**78**
骨盤下口 79
骨盤腔 **78**
骨盤計測 79
骨盤上口 79
骨盤底筋 65,**180**,181

さ

載距突起 **72**,73,**74**
最上項線 **22**,23,**28**
最長筋 **94**,95
鎖骨 **14,46**,47,49
坐骨 **16,60,62**,64,65
坐骨海綿体筋 **180**,181
鎖骨下筋 49,**82**,83
鎖骨下静脈溝 42,43
鎖骨下動脈溝 42,43
坐骨棘 61,**62**
坐骨結節 **62**,63
坐骨枝 **62**,63
鎖骨切痕 **40**,41
鎖骨体 **46**,47
坐骨大腿靱帯 **200**,201
三角筋 48,49,54,**84**,85
三角筋下包 **190**,191
三角筋粗面 **50**,51
三角骨 **56**,57

三角靭帯 **208**,209

し

耳管咽頭筋 **184**,185
耳管溝 **26**
軸椎 **34**,35
指骨 **14**,**56**,57
趾骨 **16**,**74**,75,76,77
篩骨 **18**,**20**,**29**
篩骨蜂巣 **29**
示指伸筋 55,59,**122**,**123**
矢状縫合 **22**,23
耳状面（寛骨） **60**,61
耳状面（仙骨） **38**,39
視神経管 **18**,19,**24**,**29**
趾節間関節 **206**,207
膝横靭帯 **204**,205
膝蓋下滑膜ヒダ **204**,205
膝蓋下脂肪体 **204**,205
膝蓋腱 69
膝蓋骨 **16**,**68**,69
膝蓋靭帯 **202**,203
膝蓋尖 **68**
膝蓋大腿関節 203
膝蓋底 **68**
膝窩筋 70,71,**150**,151
膝窩筋溝 **66**,67
膝関節 67,**202**,203,**204**,205
膝関節筋 133
歯突起 **34**,35
歯突起窩 **34**,35
篩板 **24**,**25**
斜角筋 **176**,177
尺側手根屈筋 55,58,**112**,**113**
尺側手根伸筋 55,59,**116**,117
斜索 **192**,193
斜膝窩靭帯 **202**,203
尺骨 **14**,**52**,53
尺骨神経溝 **50**,51
尺骨切痕 **52**,53
尺骨粗面 **52**,53
尺骨体 **52**,53
尺骨頭 **52**,53
斜披裂筋 **178**,179
自由下肢骨 **16**
舟状骨（足） **74**,75
舟状骨（手） **56**,57
舟状骨関節面 **72**
舟状骨結節 57
舟状骨粗面 **74**
自由上肢骨 **14**
手根管 **56**,57,**113**
手根骨 **14**,**56**,57
手根中手関節 **194**,195
種子骨（足） **74**
手掌腱膜 **130**
上関節面（胸椎） **36**
上咽頭収縮筋 **174**,175
小円筋 48,54,**108**,109
小角 **30**
上角 **44**,45
上顎骨 **18**,**20**,**30**
上顎洞 **30**
上眼窩裂 **18**,19,**29**
上眼瞼挙筋 **182**,183
上関節窩 **34**,35
上関節突起（胸椎） **36**,37
上関節突起（軸椎） **34**,35
上関節突起（仙骨） **38**,39
上関節突起（椎骨） **32**,33
上関節突起（腰椎） **36**
上関節面（頸椎） **34**
小胸筋 48,**82**,83
小頬骨筋 **162**,163
笑筋 **162**,163
小結節 **50**,51
小結節稜 **50**,51
上後鋸筋 **92**,93
上項線 **22**,23,**26**,27,**28**
上後腸骨棘 **62**,63
小後頭直筋 31,**100**,101
踵骨 **72**,73
踵骨腱 73
踵骨溝 **72**,73
小骨盤 79
踵骨隆起 **72**,73
小坐骨切痕 **60**,61
小指外転筋 58,**124**,125
小趾外転筋 76,**156**,157
上肢骨 **14**,15
上矢状洞溝 **28**
小指伸筋 59,**116**,117
上肢帯 **14**
小指対立筋 58,**126**,127
上斜筋 **182**,183
上唇挙筋 **162**,163
上前腸骨棘 **60**,61,**78**
上双子筋 **136**,137
掌側骨間筋 58,**130**,131
掌側尺骨手根靭帯 **196**,197
掌側手根間靭帯 **196**,197
掌側手根中手靭帯 **196**,197
掌側中手靭帯 **196**,197
掌側橈骨手根靭帯 **196**,197
掌側橈尺靭帯 **196**,197
上跳躍関節 207
上直筋 **182**,183
上椎切痕 **32**,33,**36**,37
小殿筋 64,70,**136**,137
小転子 **66**,67
上頭斜筋 31,**100**,101
上橈尺関節 53,**192**,193
上鼻甲介 **18**,**29**
上腓骨筋支帯 **147**
踵腓靭帯 **210**,211
小腰筋 65
小翼（蝶形骨） **29**
踵立方関節 73,**206**,207

（日本語索引）

＊太字はイラストで描かれているページを表す。

小菱形筋 48,**90**,91
小菱形骨 **56**,57
上肋骨窩 **32**,**36**,37
上腕横靭帯 **190**,191
上腕筋 54,55,**104**,105
上腕骨 **14**,**50**,54
上腕骨滑車 **50**,51
上腕骨頸 **50**,51
上腕骨小頭 **50**,51
上腕骨体 **50**,51
上腕骨頭 **50**,51
上腕三頭筋 55,**106**,107
上腕三頭筋（外側頭） 54,107
上腕三頭筋（長頭）
48,**106**,107
上腕三頭筋（内側頭） 54,107
上腕二頭筋 55,**102**,103
上腕二頭筋（短頭）
48,**102**,103
上腕二頭筋（長頭）
48,**102**,103
鋤骨 **26**
ショパール関節面 **206**,207
伸筋支帯 121
真結合線 **78**,79
深指屈筋 55,58,**114**,115
深指屈筋腱 **113**
真肋 **40**,42,43

す

錐体（側頭骨） **24**,**25**,**29**
錐体筋 **86**,87
垂直板（口蓋骨） **30**
垂直板（篩骨） **29**
水平板（口蓋骨） **30**

せ

正円孔 **24**,**25**,**29**
正中環軸関節 35
正中口蓋縫合 **26**
正中神経 **113**
正中仙骨稜 **38**,39
脊髄神経溝 **34**,35
脊柱 **16**,17,**32**,33
脊柱管 33
脊柱起立筋 65,95
舌下神経管 **24**,**25**
舌骨 **30**
舌骨下筋 171,173
舌骨筋
168,169,**170**,171,**172**,173
舌骨上筋 169,173
舌骨舌筋 **184**,185
舌骨体 **30**
切歯管 **26**,27
前関節面 **34**
前弓 **34**,35
前鋸筋 48,**82**,**84**,85
前鋸筋粗面 42,43
仙棘靭帯 **200**,201
前距骨関節面 **72**,73
前距腓靭帯 **210**,211
前頸筋 **168**,169
前脛骨筋 71,76,**144**,145
前脛腓靭帯 **210**,211
前結節（環椎） **34**,35
前結節（頸椎） **34**,35
仙結節靭帯 **200**,201
仙骨 **16**,**32**,**38**,39,**78**
仙骨管 **38**,39
仙骨尖 **38**,39
仙骨底 **38**
仙骨翼 39
仙骨裂孔 **38**,39
浅指屈筋 55,58,**112**,**113**
浅指屈筋（上腕尺骨頭）
112,**113**
浅指屈筋（橈骨頭） **112**,**113**
浅指屈筋腱 **113**
前斜角筋 **176**,177
前斜角筋結節 42,43
前十字靭帯 **204**,205
前仙骨孔 **38**,39
前仙腸靭帯 **200**,201
仙腸関節 39,**200**,201
前殿筋線 **62**,63
前頭蓋窩 **24**
前頭筋 **162**,163
前頭骨 **18**,**20**,**28**
前頭直筋 31,**176**,177
前頭洞 **24**,**25**
前腓骨頭靭帯 **202**,203
前腕屈側筋共同腱 54
前腕屈側筋群 51
前腕骨 **52**,55
前腕骨間膜 **192**,193
前腕伸側筋共同腱 54
前腕伸側筋群 51

そ

双子筋 64,70,**136**,137
総指伸筋 59,**116**,117
僧帽筋 31,48,49,**90**,91
足関節 **206**,207
足根骨
16,**72**,73,**74**,75,76,77
足根中足関節 **206**,207
足根洞 73
足底筋 70,**148**,149
足底腱膜 159
足底方形筋 76,**158**,159
側頭窩 **20**,21,**26**,27
側頭下窩 **26**
側頭筋 31,**164**,165
側頭筋膜 165
側頭骨 **18**,**29**
側頭突起（頬骨） **30**
鼡径靭帯 **86**
咀嚼筋 **164**,165,**166**,167

粗線（外側唇） **66**,67
粗線（内側唇） **66**,67

た

第1肋骨 42
大円筋 48,**108**,109
大角 **30**
大胸筋 49,54,**82**,83
大頬骨筋 **162**,163
大結節 **50**,51
大結節稜 **50**,51
大口蓋孔 **26**,27
大後頭孔 **24**,**25**,**26**,**28**
大後頭直筋 31,**100**,101
大骨盤 79
大坐骨切痕 **60**,61
第三腓骨筋 71,77,**152**,153
大錐体神経管裂孔 **29**
大錐体神経溝 **24**,**25**
大腿筋膜張筋 64,**88**,89
大腿骨 **16**,**66**,70
大腿骨頸 **66**,67
大腿骨体 **66**
大腿骨頭 **66**,67
大腿骨頭靭帯 201
大腿四頭筋 71,**132**,133
大腿直筋 64,65,133
大腿二頭筋 64,71,**140**,141
大腿二頭筋（短頭） 70,**140**,141
大腿二頭筋（長頭） **140**,141
大腿方形筋 64,70,**134**,135
大殿筋 64,70,**134**,135
大転子 **66**,67
大内転筋 64,70,**142**,143
第2肋骨 42
大腰筋 70,**132**,133
大翼（蝶形骨） **24**,**29**
第4頸椎 **34**,35
大菱形筋 48,**90**,91
大菱形骨 **56**,57
多裂筋 **96**,97
短趾屈筋 76,**156**,157
短趾伸筋 77,**152**,153
短掌筋 **130**,131
短小指屈筋 58,**128**,129
短小趾屈筋 76,**154**,155
短足底靭帯 **210**,211
短橈側手根伸筋 54,59,**120**,121
短内転筋 64,70,**142**,143
短腓骨筋 71,76,77,**146**,**147**
短母指外転筋 58,**124**,125
短母指屈筋 58,**128**,129
短母趾屈筋 76,**154**,155
短母指伸筋 55,59,**118**,119
短母趾伸筋 77,**152**,153

ち

恥骨 **16**,**60**,**62**,64,65
恥骨下角 **78**,79
恥骨下枝 **60**,61
恥骨筋 64,70,**138**,139
恥骨筋線 **66**,67
恥骨結合 **78**
恥骨結合面 **60**
恥骨結節 **62**,63
恥骨上枝 **60**,61
恥骨大腿靭帯 **200**,201
中咽頭収縮筋 **174**,175
中間楔状骨 **74**,75
中間広筋 70,133
肘関節 **192**,193
中間仙骨稜 **38**,39
中距骨関節面 **72**,73
肘筋 55,**108**,109
中斜角筋 **176**,177
中手間関節 **194**,195
中手骨 **14**,**56**,57
中手指節関節 **194**,195
中踵骨関節面 **72**
中節骨（足） **74**
中節骨（手） **56**
中足骨 **16**,**74**,75,76,77
中足趾節関節 **206**,207
中殿筋 64,70,**134**,135
肘頭 **52**,53
肘頭窩 **50**,51
中頭蓋窩 **24**
中鼻甲介 **29**
虫様筋（足） **158**,159
虫様筋（手） **124**,125
蝶形骨 **18**,**20**,**29**
腸脛靭帯 71,**88**,89
腸骨 **16**,**60**,**62**,64,65
腸骨窩 **60**,61
腸骨筋 65,70,**132**,133
腸骨粗面 **60**,61
腸骨大腿靭帯 **200**,201
腸骨翼 **60**,61,**62**
腸骨稜 61,**62**
長趾屈筋 71,76,**150**,151
長趾伸筋 71,77,**144**,145
長掌筋 **110**,111
長足底靭帯 75,**208**,209
長橈側手根伸筋 54,59,**120**,121
長内転筋 64,70,**142**,143
長腓骨筋 71,76,**146**,**147**
長腓骨筋腱溝 **72**,73,**74**,75
長母指外転筋 55,58,59,**118**,119
長母指屈筋 55,58,**114**,115
長母趾屈筋 71,76,**150**,151
長母指屈筋腱 **113**
長母趾屈筋腱溝 **72**,73,**74**
長母指伸筋 55,59,**118**,119
長母趾伸筋 71,77,**144**,145
腸腰筋 **132**,133

(日本語索引)

*太字はイラストで描かれているページを表す。

腸肋筋 **94**,95
直結合線 79

つ

椎間関節 35,37
椎間孔 **32**,33
椎間板 **32**,33
椎弓（胸椎）**36**
椎弓（頸椎）33,**34**
椎弓（腰椎）**36**
椎孔 33,**36**
椎骨 **32**,33
椎骨動脈溝 **34**,35
椎切痕 33
椎体（胸椎）**36**
椎体（頸椎）33,**34**
椎体（軸椎）**34**

て

底側骨間筋 76,**154**,155
底側踵舟靭帯 **208**,209
底側踵立方靭帯 **210**,211
殿筋粗面 **66**,67
殿筋面 **62**,63
転子窩 **66**,67
転子間線 **66**,67
転子間稜 **66**,67

と

頭蓋骨 **14**,15,**18**,**20**,**22**,**24**
頭蓋底 **24**,**26**,31
豆鈎靭帯 **196**,197
橈骨 **14**,**52**,53
橈骨窩 **50**,51
橈骨頸 **52**,53
橈骨手根関節 53,**194**,195
橈骨神経溝 **50**,51
橈骨切痕 **52**,53
橈骨粗面 **52**,53
橈骨体 **52**,53
橈骨頭 **52**,53
橈骨輪状靭帯 **192**,193
頭最長筋 31,95
豆状骨 **56**,57
橈側手根屈筋 58,**110**,111
豆中手靭帯 **196**,197
頭長筋 31,**176**,177
頭頂骨 **20**,**28**
頭半棘筋 31,**96**,97
頭板状筋 31,**92**,93
トルコ鞍 **24**,**25**

な

内果 **68**,69
内果関節面 **68**,69
内果溝 **68**,69
内後頭隆起 **24**,**28**
内耳孔 **24**,**25**,**29**
内側縁 **44**,45
内側顆（脛骨）**68**,69
内側顆（大腿骨）**66**,67
内側距踵靭帯 **208**,209
内側楔状骨 **74**,75
内側結節 **72**
内側広筋 70,133
内側膝蓋支帯 **202**,203
内側手根側副靭帯 **198**,199
内側上顆（上腕骨）**50**,51
内側上顆（大腿骨）**66**,67
内側側副靭帯（膝関節）
202,203
内側側副靭帯（肘関節）
192,193
内側側副靭帯（足関節）
208,209
内側直筋 183
内側板 **29**
内側半月 **204**,205
内側翼突筋 31,**166**,167
内側翼突筋（浅頭）**166**,167
内転筋結節 **66**,67
内頭蓋底 **24**
内腹斜筋 64,65,**86**,87
内閉鎖筋 65,70,**136**,137
内肋間筋 **82**,**84**,85

に

二頭筋橈骨包 **192**,193
二腹筋窩 **22**,23
二分靭帯 **210**,211
乳頭突起 **36**,37
乳突孔 **26**
乳突切痕 **26**,27
乳様突起（側頭骨）
20,21,**26**,27,**29**

の

脳頭蓋 **14**,**28**,**29**

は

背側楔舟靭帯 **210**,211
背側楔立方靭帯 **210**,211
背側骨間筋（足）77,**160**,161
背側骨間筋（手）59,**128**,129
背側手根間靭帯 **198**,199
背側手根弓状靭帯 **198**,199
背側手根腱鞘 **123**
背側手根中手靭帯 **198**,199
背側中手靭帯 **198**,199
背側橈骨手根靭帯 **198**,199
背側橈尺靭帯 **198**,199
背側立方舟靭帯 **210**,211
白線 **86**,89
薄筋 64,71,**142**,143
破裂孔 **24**,**25**,**26**
半棘筋 **96**,97
半月大腿靭帯 205
半腱様筋 64,71,**140**,141
板状筋 **92**,93

半膜様筋 64,71,**140**,141

ひ

鼻筋 **162**,163
鼻腔 **18**,19
鼻甲介 19
腓骨 **16**,**68**,69,71
尾骨 **16**,**32**,**38**,39
鼻骨 **20**
尾骨角 **38**,39
尾骨筋 65,181
腓骨筋滑車 **72**,73,**74**
腓骨切痕 **68**,69
腓骨体 **68**,69
腓骨頭 **68**,69
鼻中隔 **18**,19
腓腹筋 **148**,149
腓腹筋（外側頭） 70,**148**,149
腓腹筋（内側頭） 70,**148**,149
表情筋 **162**,163
ヒラメ筋 71,**148**,149
ヒラメ筋線 **68**,69
鼻涙管 **20**,21
披裂喉頭蓋筋 **178**,179

ふ

腹横筋 65,**88**,89
腹直筋 64,**86**,87
腹直筋鞘 **88**,89
副突起 **36**,37
浮遊肋 **40**,43
分界線 **78**,79

へ

閉鎖管 63
閉鎖孔 **62**,63
閉鎖膜 139

ほ

方形回内筋 55,**114**,115
方形靭帯 193
縫工筋 71,**132**,133
放射状手根靭帯 **196**,197
母趾外転筋 76,**156**,157
母指対立筋 58,**126**,127
母指内転筋 58,**126**,127
母趾内転筋 76,**160**,161
母指内転筋（横頭） 58,**126**,127
母趾内転筋（横頭） 76,**160**,161
母指内転筋（斜頭） 58,**126**,127
母趾内転筋（斜頭） 76,**160**,161

ま

末節骨（足） **74**
末節骨（手） **56**

ゆ

有鉤骨 **56**,57
有鉤骨鉤 57
有頭骨 **56**,57

よ

腰椎 **16**,**32**,**36**,37
腰方形筋 65,**98**,99
翼状突起（蝶形骨） **26**,27,**29**
翼状ヒダ **204**,205
翼突管 **29**
翼突筋粗面（下顎骨） **22**,23,**30**

ら

ラムダ縫合 **20**,**22**,23
卵円孔 **24**,**25**,**29**

り

梨状筋 70,**136**,137
リスフラン関節面 **206**,207
立方骨 **74**,75
立方骨関節面 **72**,73
立方骨粗面 **74**,75
隆椎 35
菱形靭帯 **190**,191
菱形靭帯線 **46**,47
輪状甲状筋 **178**,179
鱗状縫合 **20**,21
輪帯 **200**,201

る

ルイ角 →胸骨角 41
涙骨 **18**,**20**
涙嚢溝 **30**
ルシュカ関節 35

ろ

肋横突関節 37
肋鎖靭帯圧痕 **46**,47
肋軟骨 **40**
肋下筋 85
肋間筋 85
肋骨 **14**,42,43
肋骨角 42,43
肋骨弓 **40**,41
肋骨弓角 41
肋骨挙筋 **98**,99
肋骨頸 42,43
肋骨結節 42,43
肋骨溝 42,43
肋骨切痕 **40**,41
肋骨体 42
肋骨頭 42
肋骨頭関節 37
肋骨頭関節面 42
肋骨頭稜 42
肋骨突起 **36**,37

わ

腕尺関節 51,53,**192**,193
腕橈関節 53,**192**,193
腕橈骨筋 51,54,55,**122**,123

索引（英語索引）

A

abdominal external oblique muscle 87
abdominal internal oblique muscle 87
abductor digiti minimi muscle of foot 157
abductor digiti minimi muscle of hand 125
abductor hallucis muscle 157
abductor pollicis brevis muscle 125
abductor pollicis longus muscle 119
adductor brevis muscle 143
adductor hallucis muscle 161
adductor longus muscle 143
adductor magnus muscle 143
adductor pollicis muscle 127
anconeus muscle 109
ankle and foot joints 206
ankle ligaments 208, 210
articularis genus muscle 133
aryepiglottic muscle 179
atlas 35
axillary space 109
axis 35

B

biceps brachii muscle 103
biceps femoris muscle 141
brachialis muscle 105
brachioradialis muscle 123
buccinator muscle 163
bulbospongiosus muscle 181

C

calcaneus 73
carpal tunnel 57, 113
cervical vertebrae 34
clavicle 46
coccyx 38, 39
coracobrachialis muscle 105
coxal bone 60, 62
cricothyroid muscle 179

D

deltoid muscle 85
depressor anguli oris muscle 163
depressor labii inferioris muscle 163
digastric muscle 171
distal carpal bones 57
dorsal carpal tendon sheaths 123
dorsal interossei muscles of foot 161
dorsal interossei muscles of hand 129

E

elbow joint ligaments 192
extensor carpi radialis brevis muscle 121
extensor carpi radialis longus muscle 121
extensor carpi ulnaris muscle 117
extensor digiti minimi muscle 117
extensor digitorum brevis muscle 153
extensor digitorum longus muscle 145
extensor digitorum muscle 117
extensor hallucis brevis muscle 153
extensor hallucis longus muscle 145
extensor indicis muscle 123
extensor pollicis brevis muscle 119
extensor pollicis longus muscle 119
extensor retinaculum of hand 121
external intercostal muscle 85
external obturator muscle 139
external surface of cranial base 26

F

femur 66
fibula 68, 69
first rib 43
flexor carpi radialis muscle 111
flexor carpi ulnaris muscle 113
flexor digiti minimi brevis muscle of foot 155
flexor digiti minimi brevis muscle of hand 129
flexor digitorum brevis muscle 157
flexor digitorum longus muscle 151

flexor digitorum profundus muscle 115
flexor digitorum superficialis muscle 113
flexor hallucis brevis muscle 155
flexor hallucis longus muscle 151
flexor pollicis brevis muscle 129
flexor pollicis longus muscle 115
foot bones 74
forearm bones 52
fourth cervical vertebra 35
frontalis muscle 163

G

gastrocnemius muscle 149
gemellus muscle 137
genioglossus muscle 185
geniohyoid muscle 169
gluteus maximus muscle 135
gluteus medius muscle 135
gluteus minimus muscle 137
gracilis muscle 143

H

hand bones 56
hand joints 194
hand ligaments 196, 198
hip joint 201
human skeleton 14, 16
humerus 50
hyoglossus muscle 185

I

iliocostalis muscle 95
iliopsoas muscle 133
iliotibial tract 89
inferior oblique muscle 183
inferior rectus muscle 183
infraspinatus muscle 107
internal intercostal muscle 85
internal obturator muscle 137
internal surface of cranial base 24
interossei plantares muscles 155
interspinales muscles 99
intertransversarii muscles 99
ischiocavernous muscle 181

K

knee joint 203
knee joint ligaments 202, 204

L

lateral cricoarytenoid muscle 179
lateral pterygoid muscle 167
lateral rectus muscle 183
latissimus dorsi muscle 91
levator ani muscle 181
levator labii superior muscle 163
levator palpebrae superioris muscle 183
levator scapulae muscle 91
levator veli palatini muscle 185
levatores costarum muscles 99
ligaments around hip joints 200
longissimus muscle 95
longus capitis muscle 177
longus colli muscle 177
lumbar vertebrae 36, 37
lumbrical muscles of foot 159
lumbrical muscles of hand 125

M

masseter muscle 165
medial pterygoid muscle 167
medial rectus muscle 183
mentalis muscle 163
metacarpal bones 57
metatarsus 75
multifidus muscle 97
muscles of facial expression 163
mylohyoid muscle 173

N

nasalis muscle 163

O

oblique arytenoid muscle 179
obliquus capitis inferior muscle 101
obliquus capitis superior muscle 101
obturator membrane 139
omohyoid muscle 171
opponens digiti minimi muscle of hand 127
opponens digiti minimi pedis muscle 161
opponens pollicis muscle 127
orbicularis oculi muscle 163
orbicularis oris muscle 163

P

palatoglossal muscle 185
palmar interossei muscles 131
palmaris brevis muscle 131
palmaris longus muscle 111
patella 68, 69
pectineus muscle 139
pectoralis major muscle 83
pectoralis minor muscle 83
pelvimetry 79
pelvis 78, 79
peroneus brevis muscle 147
peroneus longus muscle 147
peroneus tertius muscle 153
phalangeal bone 57
phalanges of foot 75
pharyngeal constrictors 175
piriformis muscle 137
plantar fascia 159
plantaris muscle 149
platysma muscle 163
popliteus muscle 151
posterior cricoarytenoid muscle 179
pronator quadratus muscle 115
pronator teres muscle 111
proximal carpal bones 57
pyramidalis muscle 87

Q

quadratus femoris muscle 135
quadratus lumborum muscle 99
quadratus plantae muscle 159
quadriceps femoris muscle 133

R

rectus abdominis muscle 87
rectus capitis anterior muscle 177
rectus capitis lateralis muscle 177
rectus capitis posterior major muscle 101
rectus capitis posterior minor muscle 101
rhomboid major muscle 91
rhomboid minor muscle 91
rib 42, 43
risorius muscle 163
rotatores muscles 97

S

sacroiliac joint 201
sacrum 38, 39
sartorius muscle 133
scalenus muscle 177
scapula 44
semimembranosus muscle 141
semispinalis muscles 97
semitendinosus muscle 141
serratus anterior muscle 85
serratus posterior muscle 93
shoulder joint 188, 189
shoulder joint ligaments 190
skull 18, 20, 22
soleus muscle 149
sphincter ani externus muscle 181
spinalis muscle 95
splenius capitis muscle 93
splenius muscle 93
sternalis muscle 83
sternocleidomastoid muscle 169
sternohyoid muscle 171

sternothyroid muscle 173
sternum 40,41
styloglossus muscle 175
stylohyoid muscle 173
stylopharyngeus muscle 175
subclavius muscle 83
subcostale muscle 85
subscapularis muscle 103
superior oblique muscle 183
superior rectus muscle 183
supinator muscle 119
supraspinatus muscle 107

T

talus 73
tarsus 72,75
temporal fascia 165
temporal muscle 165
tensor fasciae latae muscle 89
tensor veli palatini muscle 185
teres major muscle 109
teres minor muscle 109
thoracic vertebrae 36,37
thorax 40,41
thyroarytenoid muscle 179
thyroepiglottic muscle 179
thyrohyoid muscle 173
tibia 68,69
tibialis anterior muscle 145
tibialis posterior muscle 151
tibiofibular joint 203
transverse abdominal muscle 89
transverse arytenoid muscle 179
transverse perineal muscles 181
trapezius muscle 91
triceps brachii muscle 107

U

uvular muscle 185

V

vagina musculi recti abdominis 89
vertebra 32,33
vertebral column 32,33

Z

zygomaticus major muscle 163
zygomaticus minor muscle 163

【著者紹介】

飯島治之（いいじま・はるゆき）

北海道リハビリテーション大学校解剖学講師。昭和54年3月北海道大学理学部卒業。同年4月東京女子医科大学解剖学教室。平成4年同教室にて博士号取得。平成16年同大学看護学部准教授に就任。平成24年了徳寺大学客員教授を経て現職。

飯島美樹（いいじま・みき）

北海道科学大学医療学部看護学科教授。東京女子医科大学看護短期大学を卒業後、東京女子医科大学病院腎臓病総合医療センター（腎臓外科・泌尿器科）に勤務。Hawaii Loa College（現Hawaii Pacific University）にて看護学学士、東海大学大学院医学研究科医科学専攻（修士）、人間総合科学大学大学院人間総合科学研究科心身健康科学専攻（博士）を取得。東京女子医科大学看護学部、東京有明医療大学看護学部に勤務の後現職。

Medical
Pocket Book Series
メディカル・ポケットブック シリーズ

コメディカルのための筋《きん》・骨格《こっかく》・関節《かんせつ》・靭帯《じんたい》ポケットアトラス

2020年 4月25日 初版 第1刷発行
2023年 4月25日 初版 第2刷発行

著 者 飯島治之・飯島美樹
発行者 片岡 巌
発行所 株式会社技術評論社
東京都新宿区市谷左内町21-13
電話 03-3513-6150 販売促進部
03-3267-2270 書籍編集部

印刷／製本 大日本印刷株式会社

ISBN978-4-297-11269-1 C3047 Printed in Japan

装丁・本文デザイン・DTP 清原一隆（KIYO DESIGN）
イラスト まついつかさ（第1～2章）、小堀文彦（第3章）
シリーズ・ロゴ 清原一隆（KIYO DESIGN）